KELLINA STEWART

PILATES

Geschmeidiger Körper: flacher Bauch, schlanke schöne Beine, straffer Po

Aus dem Englischen von
Annemarie Döring

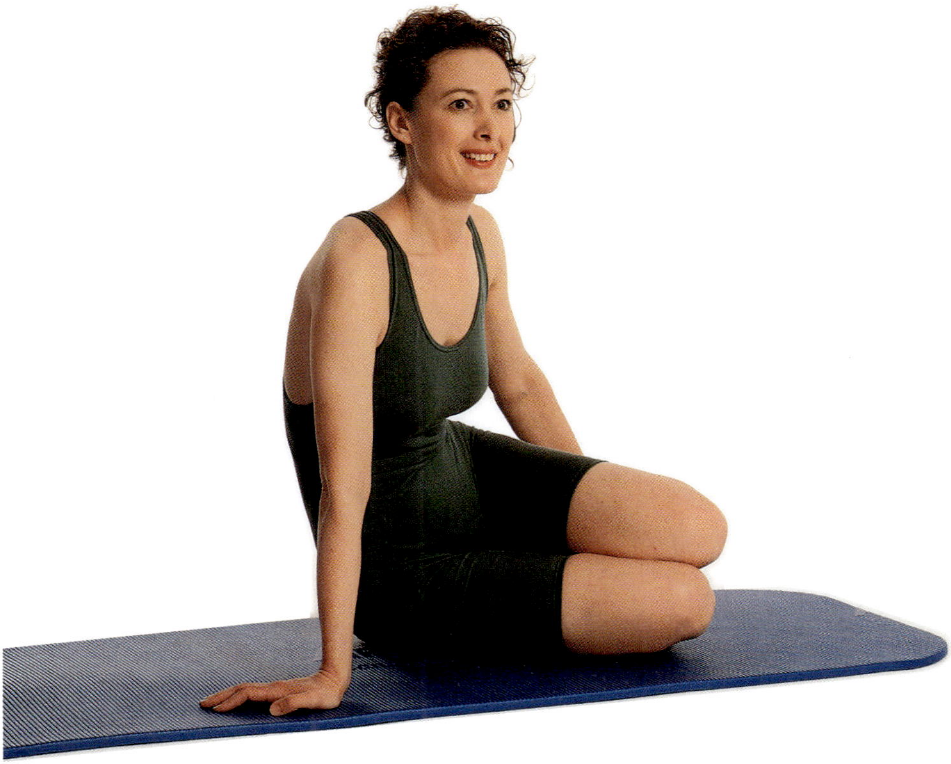

Oesch Verlag

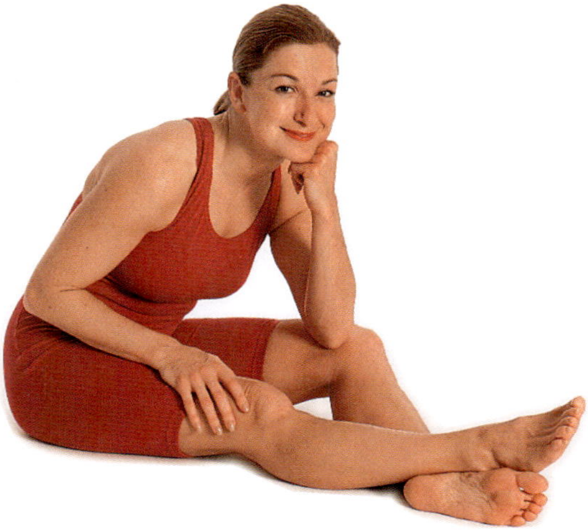

Die englische Originalausgabe erschien 2001
unter dem Titel *Pilates at Home* bei
Carroll & Brown Ltd., 20 Lonsdale Road, Queen's Park,
London NW6 6RD

1. Auflage 2009

Druck und Bindung: CPI – Ebner & Spiegel, Ulm
Printed in Germany

ISBN 978-3-0350-3041-9

Unser Programm finden Sie im Internet unter:
www.oeschverlag.ch

Die in diesem Buch vorgestellten Tipps und Übungen dienen der Selbsthilfe. Sie sind wirksam, leicht durchführbar und für jeden geeignet. Sollten Sie jedoch ernsthafte Gesundheitsprobleme haben, gleich ob physischen oder psychischen Ursprungs, begeben Sie sich bitte in fachliche Behandlung.
Die Angaben in diesem Band basieren auf dem bei Erscheinen aktuellen Wissensstand von Medizin und Naturheilkunde, soweit er Autor und Verlag zur Verfügung gestanden hat.
Alle Ratschläge wurden von Autor und dem Verlag sorgfältig erwogen und geprüft; dennoch kann eine Garantie nicht übernommen werden. Eine Haftung des Autors bzw. des Verlags und seiner Beauftragten für Personen-, Sach- und Vermögensschäden ist ausgeschlossen.

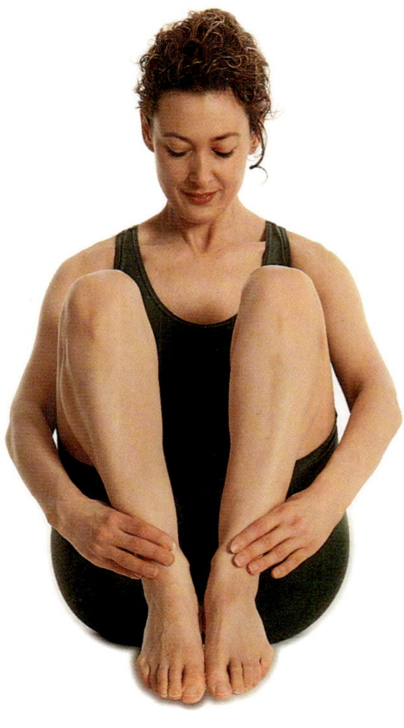

INHALT

Einleitung

Pilates ist eine wunderbare Methode, um seinen Körper zu straffen und in Form zu bringen, und deshalb auf der ganzen Welt beliebt. Bei diesen Übungen geht es aber um mehr als Ihr äußeres Erscheinungsbild; Pilates bringt noch viele andere Vorteile. Sie nehmen damit nicht nur ab und sehen gut aus, Sie beginnen auch positiver zu denken, werden vitaler, ausgeglichener und tun etwas für Ihr allgemeines Wohlbefinden. Viele Menschen, für die Pilates zu einem festen Bestandteil des täglichen Lebens geworden ist, haben erstaunliche Resultate damit erzielt und neue Vitalität und Energie gewonnen, die sich auf alle Lebensbereiche überträgt.

Sie brauchen keine Vorkenntnisse, um mit diesem Programm zu beginnen; dank seinen leicht nachvollziehbaren Übungsschritten eignet es sich für Anfänger ebenso wie für Fortgeschrittene.

UNSER LEBEN IST STRESSIGER GEWORDEN

Paradoxerweise haben wir heutzutage eher weniger Freizeit als früher, obwohl die moderne Technik uns viel Arbeit abnimmt. Statistiken und Einzelbeispiele zeigen, dass wir gestresster sind als jede andere Generation vor uns: Man erwartet von uns, dass wir mehr arbeiten, ein aktives gesellschaftliches Leben führen, perfekt funktionierende Beziehungen haben und phantastisch aussehen.

Pilates berücksichtigt unsere heutige hektische Lebensweise. Wenn Ihr Beruf oder Ihre familiären Verpflichtungen es Ihnen beispielsweise schwermachen, regelmäßig an einem Pilates-Kurs teilzunehmen, können Sie dieses Übungsprogramm auch zu Hause oder in Ihrem Hotelzimmer durchführen.

WIE MAN MIT DIESEM BUCH ARBEITET

Nehmen Sie sich Zeit, die Einleitung gründlich zu lesen, ehe Sie mit den Übungen beginnen. Denn hier finden Sie wichtige Hinweise, die Sie brauchen, um die Übungen richtig und ohne Risiko durchführen zu können. Beginnen Sie mit dem Grundprogramm auf Seite 16. Erst wenn Sie dieses beherrschen, sollten Sie zum Hauptprogramm auf Seite 32 weitergehen.

Dieses Buch ist so ausgestattet, dass Sie es in Ihrer Nähe aufstellen können, während Sie das Programm durcharbeiten. Blättern Sie einfach um und machen Sie eine Übung nach der anderen. Auf jeder Doppelseite ist eine Übung dargestellt: Die linke Seite bietet Hintergrundinformationen dazu, die rechte Seite enthält die Übungsanleitungen.

Lesen Sie bitte auf jeder Doppelseite die Rubriken ›Ziel‹ und ›Beachten Sie‹, um sicherzugehen, dass Sie möglichst viel von der Übung profitieren. Bei bestehenden Beschwerden und Verletzungen lesen Sie bitte das Kästchen ›Vorsicht‹, ehe Sie die Übungen ausprobieren.

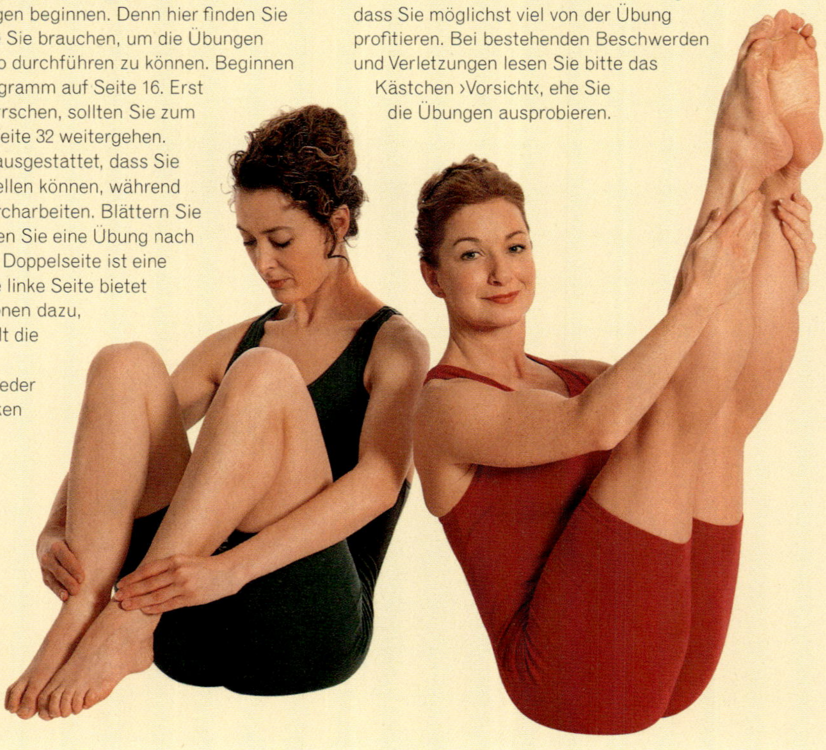

Was ist Pilates?

Pilates ist eine einzigartige Kombination von Übungen, die in einer bestimmten Reihenfolge praktiziert werden. Das System wurde nach seinem Begründer Joseph Pilates (siehe unten) benannt. Jede Übung geht fließend in die nächste über, und alle bauen auf der Stärke Ihres ›Powerhouse‹ auf und festigen dieses gleichzeitig. Der Begriff ›Powerhouse‹ bezieht sich auf die Muskeln Ihres Bauches, Ihres Kreuzes, Ihres Gesäßes und der Innenseite der Oberschenkel. Bei den Übungen müssen Sie bestimmte Bewegungsabläufe mehrere Male präzis und kontrolliert wiederholen, um Ihren Körper ins Gleichgewicht zu bringen und etwaige Schwächen zu korrigieren. Pilates umfasst viele verschiedene Übungen, so dass Sie sich bei dem Programm nicht langweilen werden.

WIE PILATES ENTSTANDEN IST Ursprünglich wurde dieses Übungsprogramm von Joseph Pilates entwickelt. Pilates wurde im Jahr 1880 in Deutschland geboren und beschäftigte sich sein Leben lang mit der Physiologie des menschlichen Körpers und den Möglichkeiten, diese zu stärken und zu verbessern. Moderne Forschungen haben die Richtigkeit seiner damaligen Erkenntnisse bestätigt; deshalb erfreuen sich die Pilates-Übungen in letzter Zeit immer größerer Beliebtheit.

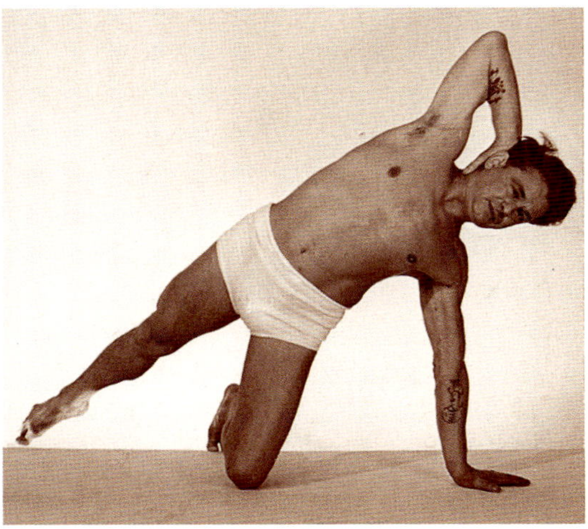

Joseph Pilates Der Begründer der Pilates-Methode leistete Pionierarbeit auf dem Gebiet der menschlichen Physiologie. Inzwischen haben Menschen auf der ganzen Welt von seiner Arbeit profitiert.

Im Jahr 1926 zog Pilates nach New York, wo seine Methode bei Sportlern und Künstlern (vor allem Boxern, Turnern, Tänzern und Schauspielern) bald sehr anerkannt war. Viele berühmte Tänzer kamen ins Pilates-Studio in der 8th Avenue, wenn sie an einer Verletzung oder Muskelschwäche litten, und manche waren so beeindruckt von den Resultaten, dass sie weiterhin zu den Pilates-Übungsstunden kamen, auch wenn es ihnen schon längst wieder gutging. Im Lauf der Zeit haben Menschen aller Berufsgruppen von den Pilates-Übungen profitiert.

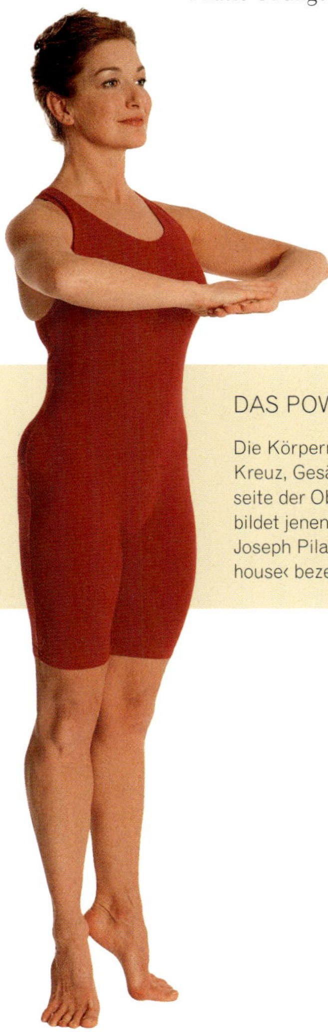

DAS POWERHOUSE

Die Körpermitte (Bauch, Kreuz, Gesäß und Innenseite der Oberschenkel) bildet jenen Bereich, den Joseph Pilates als ›Powerhouse‹ bezeichnete.

Wie Pilates funktioniert

Wenn Ihr gegenwärtiges Trainingsprogramm Sie langweilt, könnte das daran liegen, dass Ihr Geist dabei nicht gefordert wird. Das Besondere an Pilates ist, dass Sie sich auch geistig auf bestimmte Muskeln Ihrer Körpermitte konzentrieren müssen, um Ihren Körper zu stärken und zu dehnen. Andere Gymnastikprogramme zielen meist darauf ab, oberflächliche Muskeln oder Körperbereiche auszubilden. Das Endziel von Pilates dagegen ist Kraft, gepaart mit Anmut, wie man dies vom Körper eines Tänzers erwarten würde. Pilates funktioniert, weil man zur Erreichung dieses Ziels nicht nur seinen Körper, sondern auch seinen Geist einsetzen muss.

EIN GANZHEITLICHER ANSATZ Joseph Pilates hat seine Methode als »vollkommene Koordination von Geist, Körper und Seele« definiert. Die Pilates-Übungen erfordern Konzentration; sobald Sie etwas mehr Übung haben, werden Sie feststellen, dass Ihre Gedanken sich automatisch auf das konzentrieren, was Sie tun. Bei anderen Übungen langweilt man sich leicht, schweift in Gedanken ab und denkt vielleicht an seine Termine oder daran, was man zum Abendessen kochen soll. Das ist einer der Gründe, warum viele Menschen Pilates als so entspannend empfinden: Die Übungen verschaffen ihnen eine Pause vom Stress des täglichen Lebens. Durch die vollkommene Koordination von Geist, Körper und Seele, die Sie durch diese Übungen lernen, erlangen Sie allmählich hundertprozentige Kontrolle über Ihren Körper.

VISUALISATION Eine der Techniken, mit denen Sie Ihre Gedanken in der Gegenwart halten können, ist die Visualisation. Die heutigen Profisportler werden alle in Visualisationstechniken trainiert, um über ihre Grenzen hinauswachsen zu können. Auch bei den Pilates-Übungen wird diese Technik Ihnen helfen, Ihre Fitnessziele zu erreichen. Wenn Sie beispielsweise die Übung **Rollen wie ein Ball** (siehe Seite 24–25 und 40–41) machen, kann es hilfreich sein, sich dabei vorzustellen, dass Sie ein Ball sind, so dass Sie automatisch alle Teile Ihres Körpers in die gewünschte Form bringen.

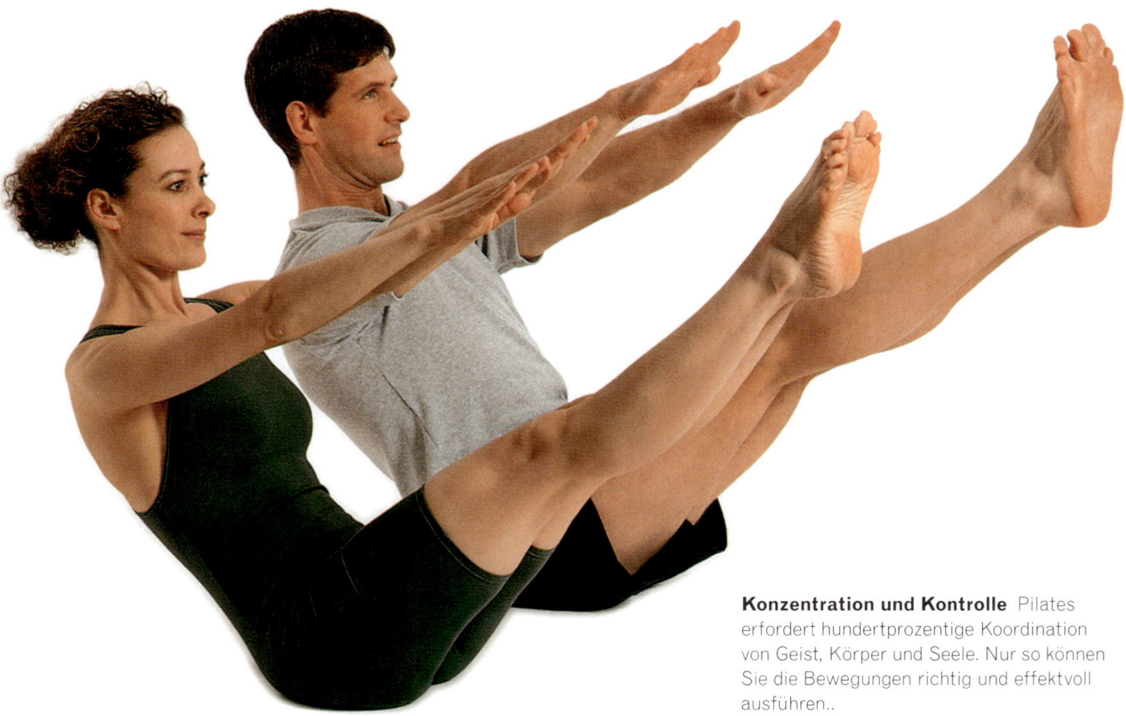

Konzentration und Kontrolle Pilates erfordert hundertprozentige Koordination von Geist, Körper und Seele. Nur so können Sie die Bewegungen richtig und effektvoll ausführen..

Was für Vorteile bringt Pilates?

In einer Welt, in der wir ständig mit neuen Gesundheitsempfehlungen konfrontiert werden, ist Pilates eines der wenigen zuverlässigen Übungsprogramme, die eine solide Substanz haben. Unter anderem werden sich dadurch folgende Bereiche verbessern:

BEWEGLICHKEIT Der durchschnittliche Erwachsene verbringt seinen Tag am Schreibtisch, am Steuer, vor dem Fernseher, in unbequemer Haltung, unterwegs oder bei der Arbeit. Dadurch wird der natürliche Bewegungsumfang mit der Zeit immer mehr eingeschränkt. Es ist deshalb wichtig, regelmäßig Gymnastik und Dehnungsübungen zu machen, um diese negativen Auswirkungen des täglichen Lebens auszugleichen. Pilates ist eine wunderbare Methode, sich nach einem anstrengenden Tag zu lockern und zu entspannen. Wenn Sie regelmäßig trainieren oder joggen, sind diese Dehnübungen noch wichtiger, da regelmäßige exzessive Bewegung die Muskeln verkürzt.

KÖRPERKOORDINATION Da Pilates so großen Wert auf Koordination und Symmetrie legt, bringen diese Übungen Ihren Körper in ein harmonisches Gleichgewicht. Bei den meisten Menschen ist eine Körperhälfte stärker ausgebildet als die andere. Das kann sich darin äußern, dass ein Bein etwas länger ist als das andere oder der rechte Schultermuskel beweglicher als der linke. Ein Ungleichgewicht entsteht auch durch wiederholte einseitige Bewegungen, wenn bestimmte Muskelgruppen dieselbe asymmetrische Bewegung Tausende von Malen ausführen müssen.

GEISTIGE WACHHEIT Pilates hat einmal geschrieben, dass wir »die Luft aus unseren Lungen herausdrücken« sollen. Er war der Ansicht, dass wir durch tiefes Ein- und Ausatmen Giftstoffe ablassen, die uns schlapp und müde machen. Inzwischen ist allgemein anerkannt, dass richtiges Atmen während des körperlichen Trainings die Blutversorgung verbessert und uns somit wacher macht. Pilates-Übungen tragen dazu bei, Ordnung und Klarheit in Ihre Gedanken zu bringen.

STRESSBEWÄLTIGUNG Wir alle leiden ab und zu unter Stress und müssen ihn irgendwie bewältigen, damit er nicht unser ganzes Leben beherrscht. Viele Menschen haben die Erfahrung gemacht, dass eine Kombination aus Konzentration, richtiger Atmung und Einbindung von Körper und Geist ins Training die negativen Auswirkungen von Stress lindert.

KÖRPERFORM UND -HALTUNG Einer der Hauptvorteile regelmäßiger Pilates-Übungen besteht darin, dass Ihr Körper dadurch ›stromlinienförmiger‹ wird. Die Übungen fördern eine harmonische Balance zwischen den einzelnen Muskelgruppen und dehnen den Körper. Ihre Muskeln verlängern sich, und Ihr ›Powerhouse‹ wird ständig trainiert. Dadurch verbessern sich Form und Haltung Ihres Körpers.

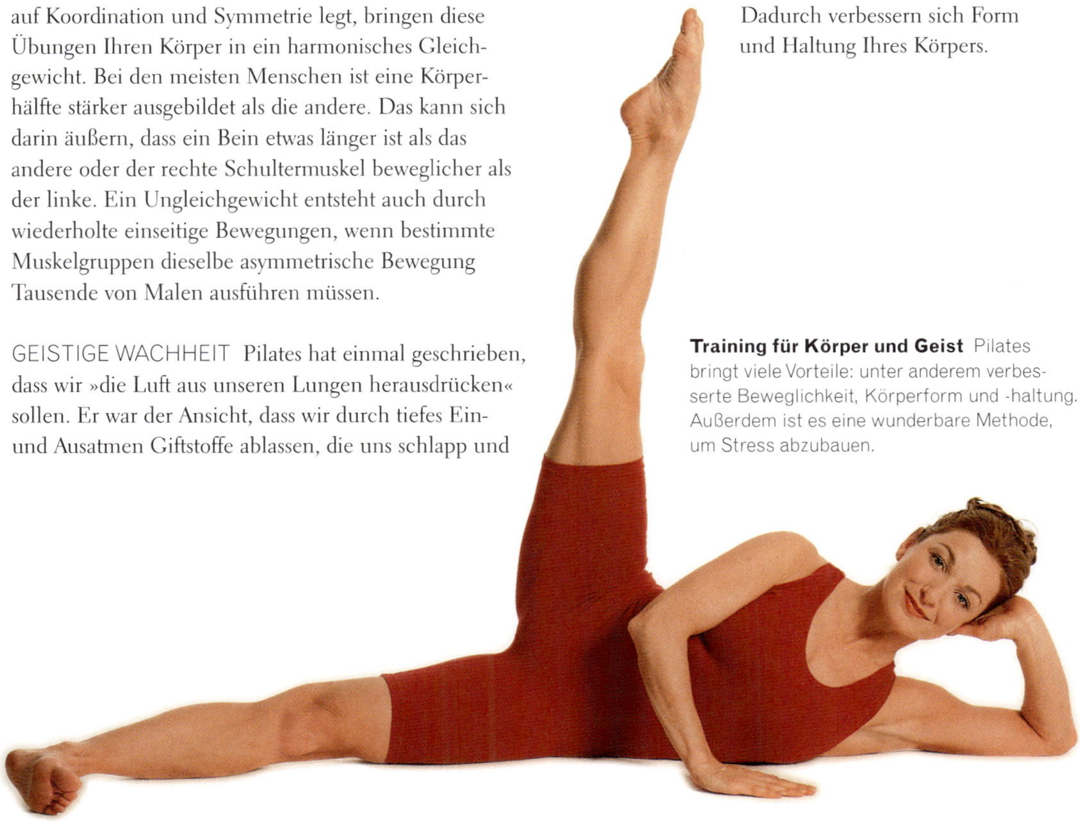

Training für Körper und Geist Pilates bringt viele Vorteile: unter anderem verbesserte Beweglichkeit, Körperform und -haltung. Außerdem ist es eine wunderbare Methode, um Stress abzubauen.

Die Pilates-Prinzipien

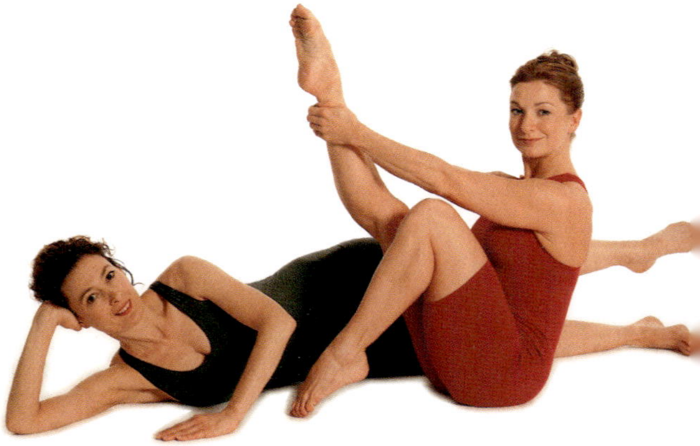

Alle Übungen haben bestimmte Elemente gemein, welche die Basis von Pilates bilden. Diese Gemeinsamkeiten sind hier als Grundprinzipien aufgelistet. Versuchen Sie sie beim Training im Hinterkopf zu behalten, um möglichst viel davon zu profitieren. Die Rubrik ›Beachten Sie‹ auf den Übungsseiten will Ihnen dabei als Gedächtnisstütze dienen. Wenn Sie Pilates-Anfänger sind, lernen Sie lieber ein Prinzip nach dem anderen, statt sich alle auf einmal aneignen zu wollen.

ZENTRIERUNG Die Muskelgruppen in Bauch, Gesäß, Kreuz und Innenseiten der Oberschenkel bilden Ihr ›Zentrum‹, ›Powerhouse‹ oder ›Kraftwerk‹. Eine starke Körpermitte ist für Pilates sehr wichtig, weil dieses Zentrum all Ihre Bewegungen steuert und kontrolliert, selbst wenn sich scheinbar nur Ihre Gliedmaßen bewegen. Die Muskeln in der Körpermitte setzen Sie bei jeder Bewegung ein; wenn Sie die Übungen kontrolliert ausführen wollen, müssen Sie sich auf diesen Körperbereich konzentrieren.

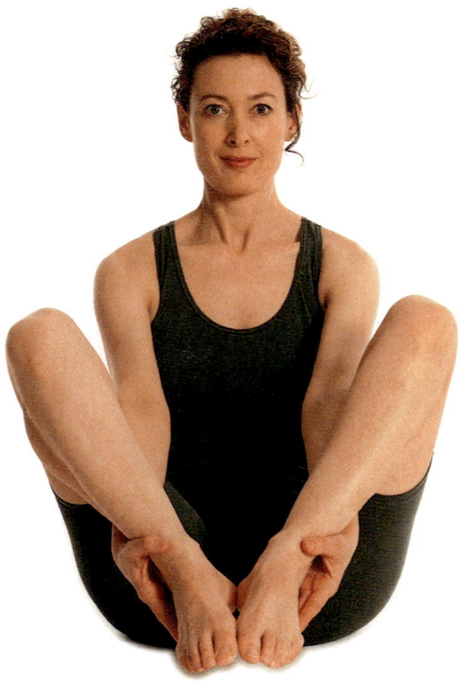

Sorgfältige Vorbereitung Hier sehen Sie den ersten Schritt der Übung **Die Wiege** (siehe Seite 54–55). Es ist wichtig, sich vor jeder Übung auf Atmung und Körpermitte zu konzentrieren.

RICHTIGES ATMEN Wenn Sie tief ein- und ausatmen, wird Ihr Blut optimal mit Sauerstoff versorgt und scheidet Giftstoffe aus. Dann arbeiten Ihre Muskeln besser, und Sie können auch klarer denken. Der Atemrhythmus ist bei Pilates sehr wichtig; eine tiefe Atmung wird Ihnen auch helfen, die Übungen kontrolliert auszuführen.

Jede Übung enthält klare Anleitungen, die Sie dabei unterstützen, korrekt und in der richtigen Bewegungsphase ein- und auszuatmen. Unser Atemrhythmus ist im allgemeinen ziemlich flach; dies ist jedoch eine schlechte Angewohnheit, die sich auf den ganzen Körper negativ auswirken kann. Es ist wichtig, während der Pilates-Übungen tief durchzuatmen und den Atem niemals anzuhalten. Füllen Sie Ihre Lungen mit Luft, und atmen Sie dann vollständig aus, um sie wieder zu leeren. Achten Sie darauf, beim Einatmen weder Brust noch Bauch herauszudrücken oder die Schultern hochzuziehen. Machen Sie sich keine Sorgen, wenn Ihnen das anfangs schwerfallen sollte. Bald wird es Ihnen in Fleisch und Blut übergehen.

PRÄZISION Um mit den Pilates-Übungen positive Resultate zu erzielen, müssen Sie darauf achten, die Bewegungen präzise und kontrolliert auszuführen. Lassen Sie kein einziges Detail der Übungsanleitung weg. Denken Sie daran, sich darauf zu konzentrieren, was Sie tun, und mit Ihren Gedanken in der Gegenwart zu bleiben. Die Mühe lohnt sich: Mit der Zeit wird sich die Genauigkeit Ihrer Bewegungsabläufe verbessern.

KONTROLLE Die Beherrschung einer Sportart oder einer bestimmten Bewegung hat viel mit Kontrolle zu tun. Es erfordert Körperkontrolle, einen Tennisball genau auf die Linie zu setzen oder auf Skiern einen perfekten Parallelschwung auszuführen. Pilates verlangt das gleiche Maß an Kontrolle. Wenn Sie die Übungen sorgfältig ausführen, bündeln Sie damit Ihre Energie, profitieren mehr von den Bewegungen und werden rascher Fortschritte machen. Außerdem sinkt dadurch auch Ihr Verletzungsrisiko.

KONZENTRATION Wenn Sie sich auf Ihre Bewegungen konzentrieren, werden Sie bald merken, wie Sie Ihre Muskeln mit Ihren Gedanken steuern können. Wenn Ihre Konzentration dagegen nachlässt und Ihre Gedanken abschweifen, wird Ihre Energie im leeren Raum verpuffen. Bemühen Sie sich, jede Bewegung mit hundertprozentiger Konzentration auszuführen.

BEWEGUNGSFLUSS Bei Pilates geht jede Übung mit ›energetischer Dynamik‹ und einem Minimum an Bewegung in die nächste über. Das heißt, es gibt keine abrupten, unangenehmen Wechsel; alle Übungen werden entspannt und graziös ausgeführt. Lassen Sie Ihre Energie von einer Übung zur nächsten gleichmäßig durch Ihren Körper strömen. Auf jeder Doppelseite wird in der Rubrik ›Übergang‹ jeweils beschrieben, wie Sie sich auf die nächste Übung vorbereiten können. Anfangs werden Sie zwischen den einzelnen Übungen vielleicht das Bedürfnis haben, sich auszuruhen.

BLEIBEN SIE IN IHREM RAHMEN Stellen Sie sich vor, Sie zeichnen ein Rechteck zwischen Ihren Hüften und Schultern. Diesen Körperbereich nannte Joseph Pilates »Rahmen«. Sie sollten beim Üben stets darauf achten, dass Ihr Rahmen fest bleibt, auch wenn die Bewegungen außerhalb dieses Rahmens stattfinden, also beispielsweise, wenn Sie bei der **Dehnung mit beiden Beinen** (siehe Seite 44–45) die Arme seitlich ausstrecken. Außerdem sollten Sie versuchen, Ihre Bewegungen innerhalb der verlängerten Linien dieses Rechtecks zu halten; das heißt, die Arme sollten nicht über Schulterbreite und die Beine nicht über Hüftbreite hinausragen.

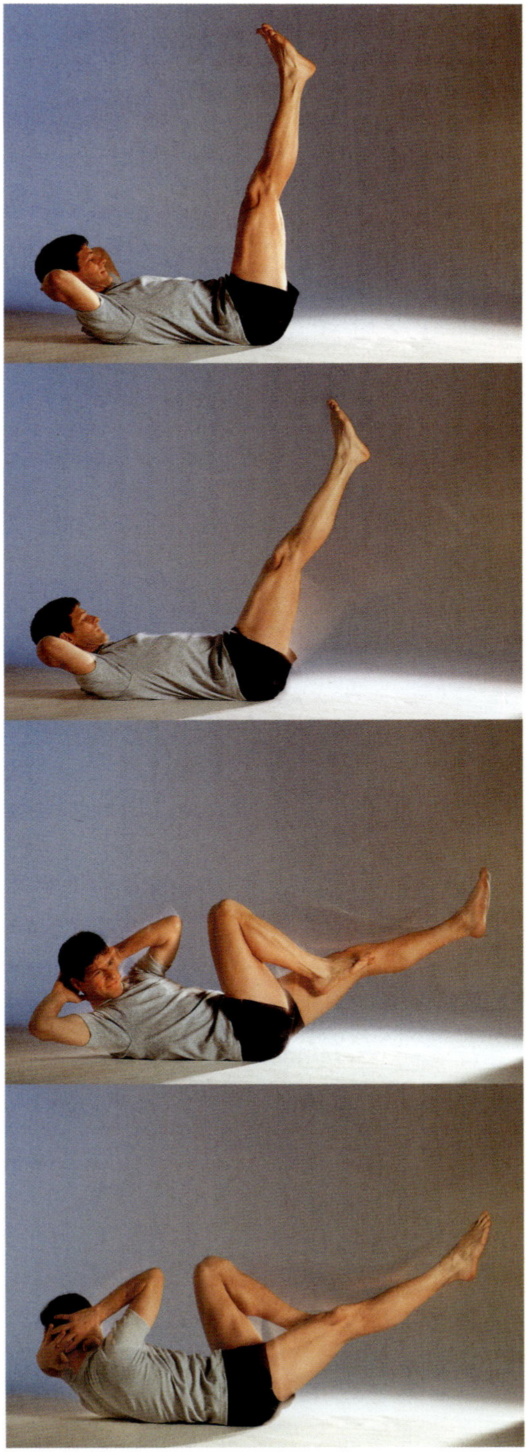

Energiefluss Jede Übung soll mühelos und doch kontrolliert in die nächste übergehen. Die Fotos unten zeigen, wie die **Zwei gestreckten Beine** ins **Überkreuzen** übergehen (siehe Seite 48–51).

Wie man die Übungen richtig macht

Es ist noch kein Meister vom Himmel gefallen! Um eine Fähigkeit zu erwerben, muss man auf bestimmte Elemente achten, die einen die Aufgabe erst bewältigen lassen. Als Anfänger müssen Sie zunächst einmal auf vieles achten. Also nehmen Sie sich Zeit für die Übungen und befolgen Sie die Übungsanleitungen genau. Sobald Sie etwas geübter sind, genügt es, sich die Fotos anzuschauen. Hier ein paar Tips für Anfänger:

BAUCHNABEL EINZIEHEN Ziehen Sie vor jeder Übung Ihre Bauchmuskeln in Richtung Kreuz und Wirbelsäule ein. Stellen Sie sich vor, dass Sie versuchen, Ihren Nabel nach innen zu ziehen. Halten Sie die Bauchmuskulatur gespannt und das Steißbein gestreckt, um Ihr Kreuz zu schützen. Und vergessen Sie das Atmen nicht!

AUF DEN BRUSTKORB ACHTEN Wenn man die Arme hebt, zieht man oft unwillkürlich auch den Brustkorb hoch und schiebt ihn nach vorn. Wenn Sie das feststellen, versuchen Sie es zu korrigieren und achten darauf, beim Anheben der Arme den Brustkorb unten zu lassen. Das trägt dazu bei, Ihre Wirbelsäule

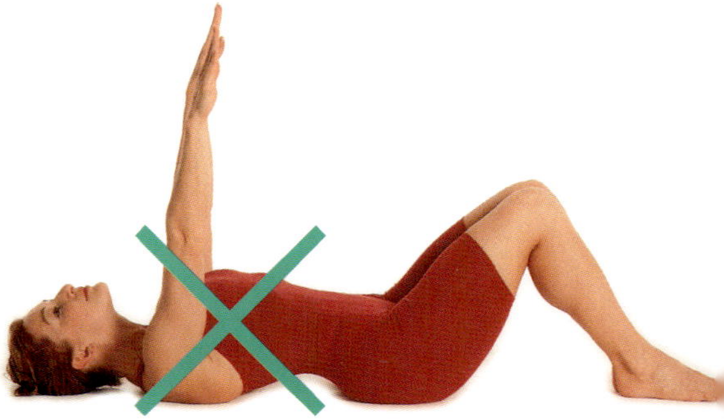

Falsche Position Das Kreuz ist hohl; Nacken und Schultern sind angespannt. Pilates-Übungen in dieser Position zu machen kann schädlich sein.

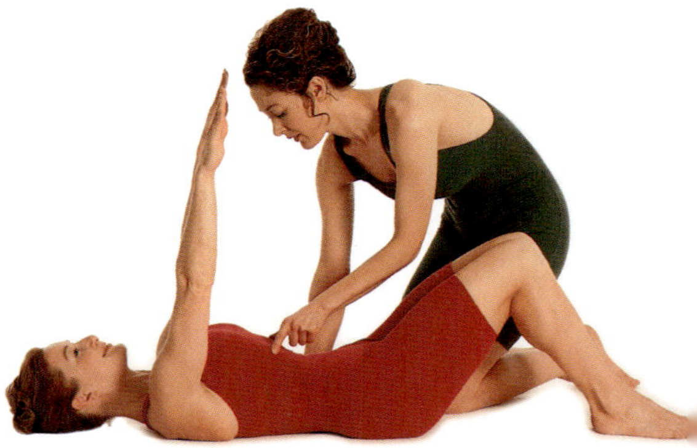

Korrektur Machen Sie die Übungen langsam und kontrolliert, um Ihre Körperhaltung jederzeit überprüfen zu können.

Richtige Position Vergleichen Sie dieses Foto mit dem Bild oben rechts: Hier ist der Bauchnabel eingezogen und schafft eine starke Körpermitte. Der Nacken ist gestreckt und entspannt; die Schultern liegen auf dem Boden.

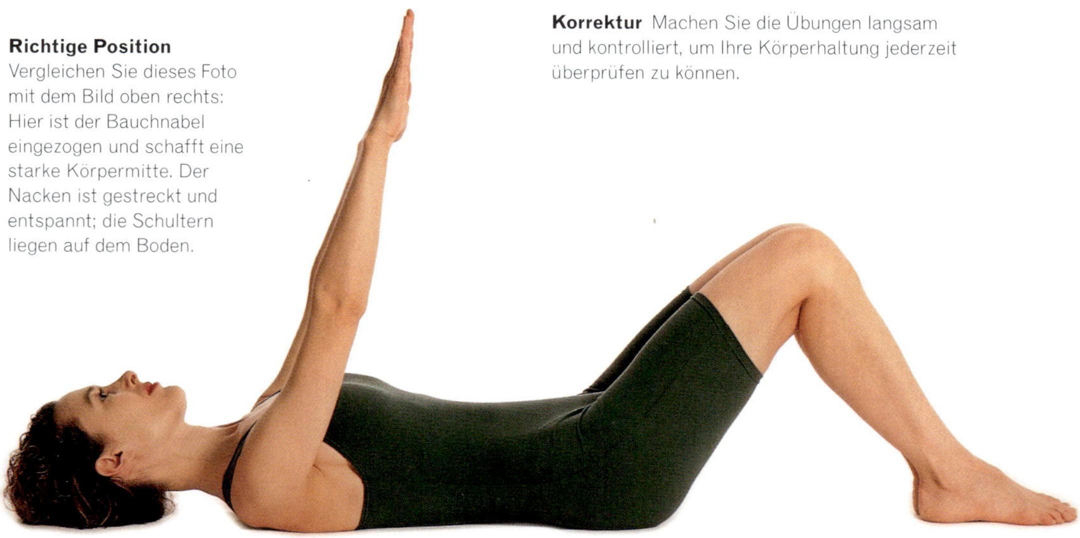

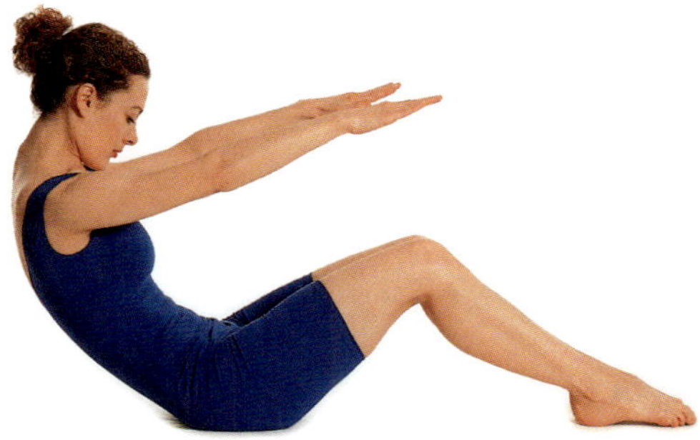

zu dehnen, und beugt einer Hohlkreuzbildung vor. Wenn Sie die Position Ihres Brustkorbs unter Kontrolle halten können, haben Sie bereits ein sehr wichtiges Ziel erreicht.

NACKEN UND SCHULTERN ENTSPANNEN Vielleicht wird es Ihnen bei manchen Übungen schwerfallen, Schultern und Nacken lockerzulassen. Doch Ihr Nacken ist Teil Ihres Rückgrats und sollte sich daher in harmonischem Einklang mit dem Rest Ihrer Wirbelsäule befinden. Viele Menschen machen den Fehler, beim Üben die Schultern hochzuziehen und den Nacken zu verspannen. Achten Sie darauf, dass Ihr Nacken gedehnt ist und Sie geradeaus schauen, wenn Sie auf Ihrer Matte liegen. Die Schultern sollten nicht zu den Ohren gehen, sondern ebenso wie der Brustkorb locker sein, so dass Sie tief durchatmen können.

ZUSAMMENROLLEN UND ENTROLLEN Die Wirbelsäule besteht aus 24 Wirbeln, die alle durch Knorpel abgepolstert sind. Diese Struktur macht sie beweglich. Gestützt wird die Wirbelsäule von Muskeln. Wenn dieses stützende Muskelkorsett zu schwach ist, Bandscheiben geschädigt oder die Beckenmuskeln verspannt sind, wird die Beweglichkeit der Wirbelsäule eingeschränkt und es kann leicht zu Problemen wie beispielsweise Rückenschmerzen kommen. Um beweglich zu bleiben und Ihr Muskelkorsett zu stärken, sollten Sie rollende Bewegungen machen, wenn eine Übung dies erfordert, beispielsweise beim **Aufrollen** (siehe Seite 20–21 und 36–37).

VISUALISATION Damit Ihnen das Üben leichter fällt, schlagen wir Ihnen für jede Übung eine Visualisation vor, die Sie jeweils auf der oberen Seite finden. Beim **Korkenzieher** (siehe Seite 56–57) können Sie sich beispielsweise vorstellen, mit den Füßen einen Kreis zu ziehen. Machen Sie sich keine Gedanken, falls Ihnen diese Visualisationen anfangs noch schwerfallen sollten: Sobald Sie mehr Übung haben, werden diese inneren Bilder dazu beitragen, dass Sie die Übungen klar vor Augen haben.

PILATES-HALTUNG Immer wenn eine Übung mit aneinanderliegenden Fersen beginnt, müssen Sie die Pilates-Haltung einnehmen. Diese sorgt dafür, dass Sie die richtigen Muskeln einsetzen und Ihren Unterkörper stabilisieren, bei Übungen im Liegen ebenso wie im Stehen. Viele Übungen enthalten die Anweisung ›in der Pilates-Haltung‹. Das geht folgendermaßen:

1 Drehen Sie die Beine leicht nach außen.

2 Halten Sie die Innenseiten Ihrer Fersen dicht beieinander. Ziehen Sie die Innenseiten der Oberschenkel nach innen. Stellen Sie sich vor, dass Sie versuchen, zwischen Ihren Oberschenkeln ein Blatt Papier festzuhalten.

3 Spannen Sie die Gesäßbacken und die Hinterseiten Ihrer Oberschenkel an. Versuchen Sie, das Steißbein dabei nicht zu heben.

4 Machen Sie Ihre Beine lang, um die Beinmuskulatur zu dehnen.

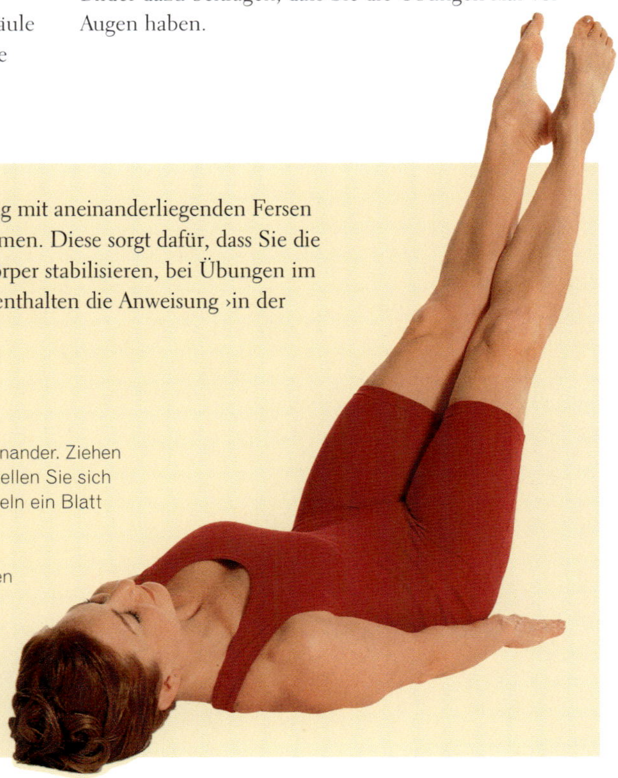

Wie das Programm funktioniert

Das Pilates-Bodentraining baut auf einer soliden Basis aus sieben Übungen auf. Diese Übungen finden Sie im Hauptprogramm – dieses Buch beginnt mit einer abgewandelten Version davon, die für Anfänger geeignet ist. Die vereinfachten Übungen sind rechts abgebildet und werden im Grundprogramm ab Seite 16 ausführlich erklärt. Es ist wichtig, die Übungen genau in der hier vorgegebenen Reihenfolge zu machen. Lassen Sie nur dann eine Übung aus, wenn Sie ein körperliches Problem haben, dessentwegen Sie eine bestimmte Bewegung nicht risikolos und kontrolliert ausführen können. Bei bestehenden Beschwerden oder Verletzungen lesen Sie bitte vor jeder Übung den Kasten ›Vorsicht‹ auf der betreffenden Seite.

NEUE ÜBUNGEN HINZUFÜGEN Sobald Sie das Grundprogramm in sechs separaten Übungssitzungen durchgearbeitet haben, können Sie nach und nach Übungen aus dem Hauptprogramm aufnehmen, und

Das Grundprogramm Dies sind die sieben Übungen des Grundprogramms, die Sie mit den Pilates-Prinzipien vertraut machen, Gleichgewicht, Körperkontrolle und Muskelkraft verbessern und Sie auf die Übungen im Hauptprogramm vorbereiten.

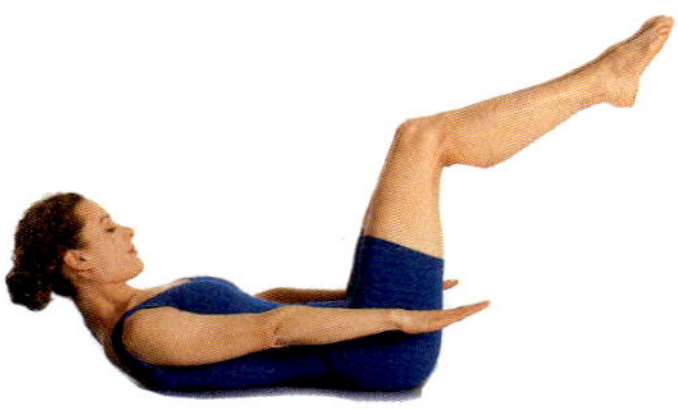

1 Die Hundert

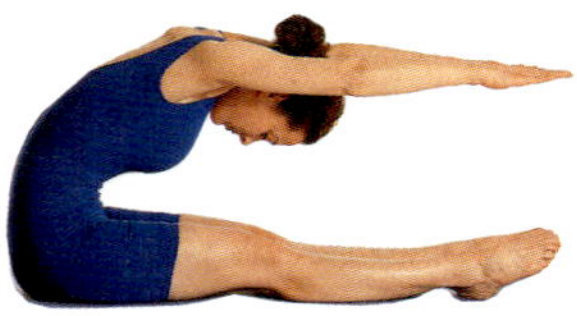

2 Aufrollen

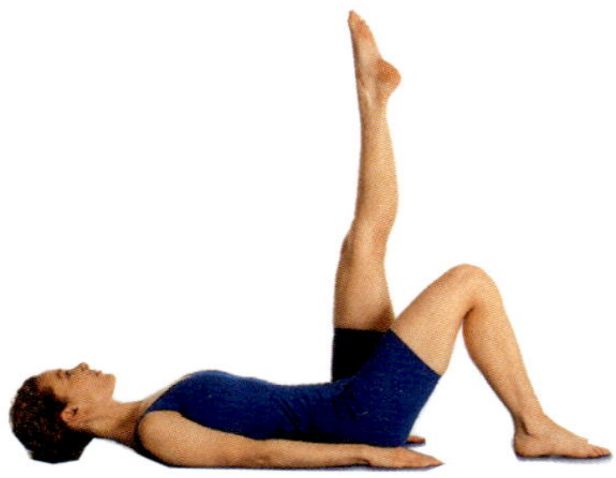

3 Kreisen mit einem Bein

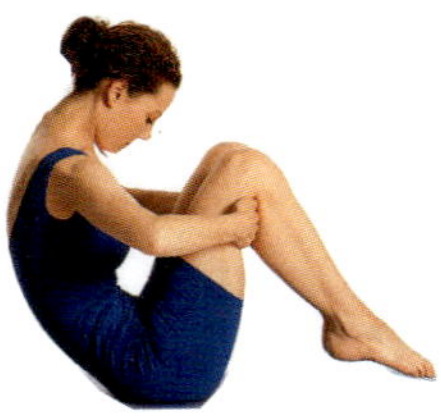

4 Rollen wie ein Ball

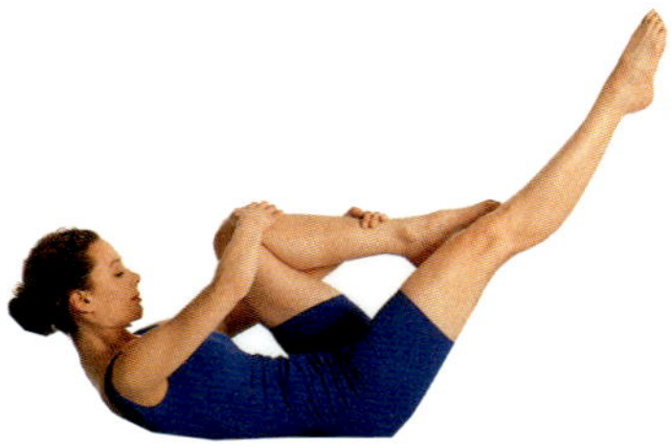

5 Dehnung mit einem Bein

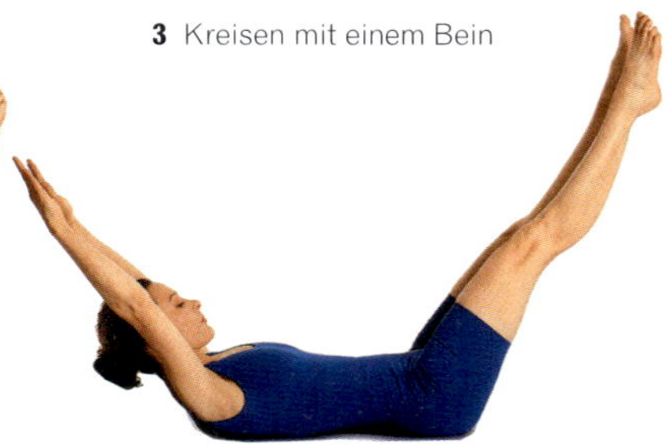

6 Dehnung mit beiden Beinen

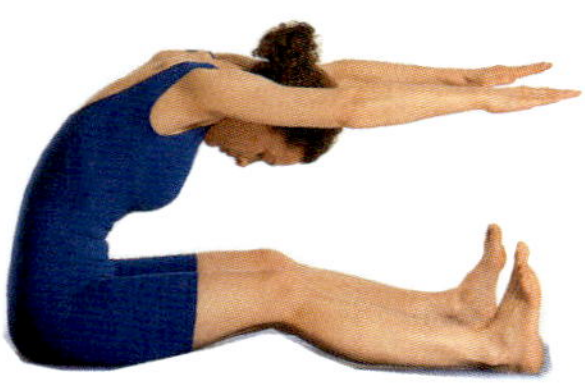

7 Rückendehnung vorwärts

Sobald Sie das Grundprogramm beherrschen, gehen Sie zum Hauptprogramm über und beginnen mit der Originalversion der **Hundert** rechts).

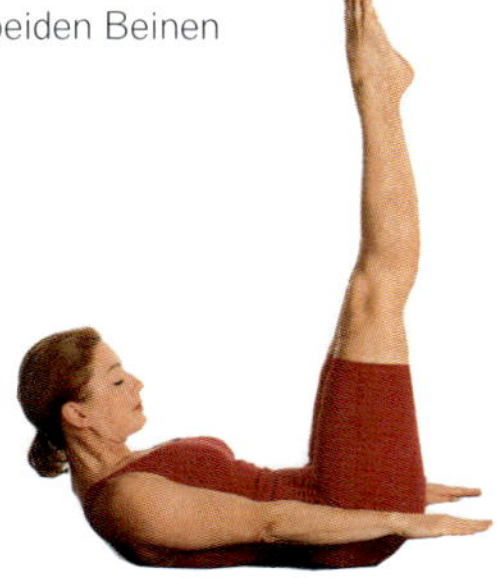

1 Die Hundert (Hauptprogramm)

zwar in der angegebenen Reihenfolge. Sobald Sie eine neue Übung beherrschen, fügen Sie eine weitere hinzu. In der Regel werden Sie nur eine neue Übung pro Woche in Ihr Programm aufnehmen wollen; falls Ihnen eine bestimmte Übung besonders leicht fällt, nehmen Sie noch eine zweite dazu.

Trainings-Zeitplan

Bei Pilates kommt es nicht auf Quantität, sondern auf Qualität an. Es ist viel besser, ein paar Übungen gut zu machen, als im Zeitraffertempo durch das ganze Programm zu hetzen. Sobald Sie mehr Erfahrung haben, werden Sie weniger Zeit für die Übungen benötigen, weil Sie dann nicht mehr alle Anleitungen zu lesen brauchen und Ihre Bewegungen mühelos ineinanderfließen. Doch um dieses Stadium zu erreichen, brauchen Sie Geduld und Ausdauer. Vielleicht wird es Tage geben, an denen Sie das Gefühl haben, dass Sie kaum mehr Fortschritte machen oder sogar auf der Stelle treten – das ist ganz normal, wenn man etwas Neues lernt. Mit der Zeit werden Ihnen die Übungen immer leichter fallen.

Joseph Pilates hat empfohlen, die Pilates-Übungen viermal pro Woche zu machen; falls Ihre Zeit dafür nicht ausreicht, können Sie auch von dem Programm profitieren, wenn Sie weniger üben. Gönnen Sie sich zwischen den Übungssitzungen einen Tag Pause, damit Ihr Körper sich ausruhen, die Anstrengung verarbeiten und die neue Information in sich aufnehmen kann.

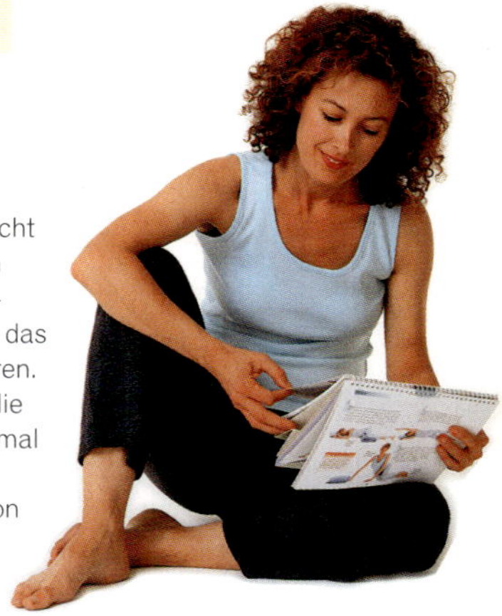

Wann soll man Pilates-Übungen machen? Vielleicht möchten Sie die Übungen in Ihr bestehendes Fitness-programm aufnehmen oder nur das Pilates-Programm praktizieren. In jedem Fall brauchen Sie die Übungen nicht öfter als viermal pro Woche zu machen – Ihr Körper wird nicht mehr davon profitieren, wenn Sie die Sache übertreiben.

Wie lange dauert das Training?

Wieviel Zeit Sie pro Trainingssitzung einplanen müssen, hängt davon ab, wie viele Übungen aus dem Hauptprogramm Sie hinzunehmen und wie gut Sie die Übungen bereits kennen. Am Anfang dauert jede Übung ein bis zwei Minuten; insgesamt brauchen Sie für das Grundprogramm mit Ruhepausen etwa 20 Minuten. Wenn Sie zum Hauptprogramm übergehen, wird jede Sitzung rund 45 Minuten in Anspruch nehmen, je nachdem, wie oft Sie sich zwischendurch ausruhen und wie viele Übungen aus dem optionalen Programm (siehe Seite 80) Sie aufnehmen. Falls Sie wenig Zeit haben, beschränken Sie sich auf das Grund- oder ein Miniprogramm (siehe unten), statt zu viele Übungen schnell und oberflächlich zu machen und dadurch die Qualität Ihres Trainings zu gefährden.

MINIPROGRAMME

- In der Mittagspause oder um nach einem langen Tag Stress abzubauen, können Sie jeweils die ersten drei Übungen des Grund- oder Hauptprogramms machen. Das aktiviert nicht nur Ihre Muskulatur, sondern wirkt gleichzeitig auch beruhigend.
- Legen Sie tagsüber einmal eine Pause ein und machen Sie die **Wandübungen** (siehe Seite 90–95) oder nur die Übung **Abrollen gegen die Wand** (siehe Seite 94–95). Das sind wunderbare Lockerungsübungen für Rücken und Oberkörper.
- Falls Sie Probleme mit dem Einschlafen haben, probieren Sie einmal die Übung **Rollen wie ein Ball** aus (siehe Seite 24–25 und rechts).

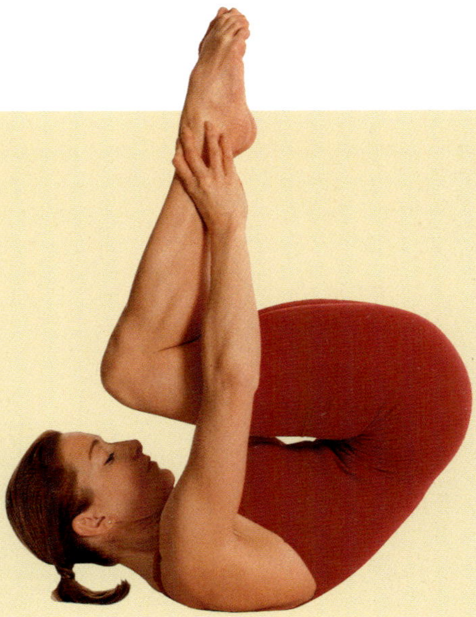

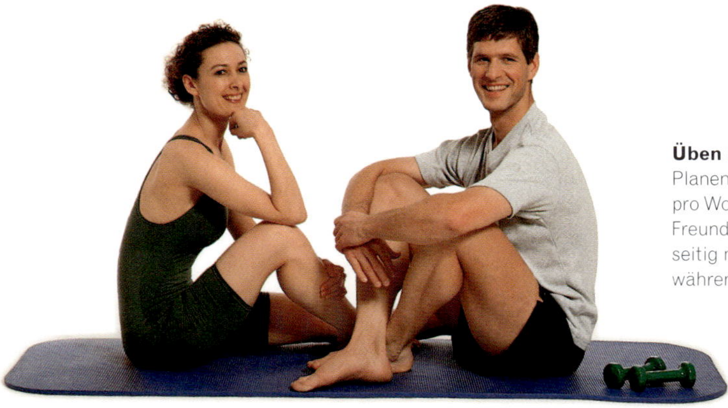

Üben Sie gemeinsam mit einem Freund
Planen Sie ein oder zwei Übungssitzungen pro Woche mit einem Freund oder einer Freundin ein. Dann können Sie sich gegenseitig motivieren und Ihre Technik überprüfen, während Sie die Übungen lernen.

Was Sie brauchen

Um möglichst viel von Ihrem Pilates-Bodentraining zu profitieren, sollten Sie auf folgendes achten:

UNTERBRECHUNGEN VERMEIDEN Planen Sie fürs Üben eine Zeit ein, in der Sie nicht gestört werden. Das wird Ihnen helfen, sich auf die Übungen zu konzentrieren und sie in Ruhe zu machen. Sie sollten nicht durch Anrufe, Faxe etc. unterbrochen werden.

GENÜGEND BEWEGUNGSSPIELRAUM Ihr Übungsplatz sollte so groß sein, dass Sie auf Ihrer Matte liegen und die Arme nach allen Seiten ausstrecken können. Außerdem brauchen Sie eine Wand, an der Sie mit über den Kopf, vorwärts oder seitwärts ausgestreckten Armen stehen können.

GEEIGNETE KLEIDUNG Wie Sie sich für das Training anziehen, bleibt ganz Ihnen überlassen. Manche Menschen tragen gern einen enganliegenden Gymnastikanzug, so dass sie die Form ihres Körpers sehen können. Tragen Sie allerdings keine Kleidung, die Sie in Ihren Bewegungen einschränkt, vor allem nicht um die Taille. Pilates-Übungen werden ohne Schuhe (auch ohne Turnschuhe) gemacht. Wenn Sie nicht barfuß üben möchten, können Sie Socken oder Ballettschläppchen tragen.

EIN GUT BELÜFTETER RAUM Manchmal steht Ihnen vielleicht nur ein Raum mit Klimaanlage zur Verfügung; frische Luft ist jedoch besser. Wenn möglich öffnen Sie ein Fenster.

BENUTZEN SIE EINE MATTE Eine dicke Matte schützt Ihre Wirbelsäule, wenn Sie beim Üben auf dem Boden liegen. Sie sollte dicker als eine Yogamatte und nicht zu weich sein, weil Sie sonst bei gewissen Übungen einsinken und aus dem Gleichgewicht geraten könnten. Die Matte muss mindestens so lang und anderthalb mal so breit sein wie Sie selbst. Am besten eignet sich eine Physiotherapie- oder Pilates-Matte. (Bezugsquellen finden Sie auf Seite 96.)

Wenn Sie eine schwache Nackenmuskulatur haben oder Ihre Haltung Sie im Liegen nicht nach oben, sondern leicht nach hinten schauen lässt, können Sie sich während der Übungen ein kleines, festes Kissen oder ein zusammengefaltetes Handtuch unter den Kopf (nicht unter den Nacken!) legen. (Diese Empfehlung gilt nicht für Personen, die an einer schweren Verletzung im Hals-/Nacken-Bereich, zum Beispiel einem Schleudertrauma, leiden. In solchen Fällen sollten Sie Ihren Arzt um Rat fragen, ehe Sie mit dem Pilates-Programm beginnen.)

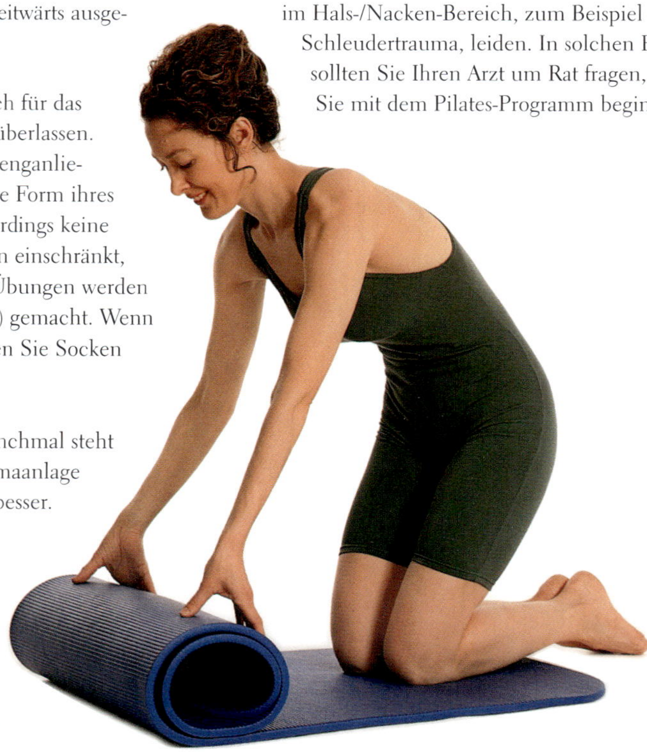

Üben ohne Risiko

Pilates-Übungen sehen sehr sanft und mühelos aus; es werden dabei jedoch tiefsitzende Muskeln beansprucht und gestärkt. Lesen Sie bitte die folgenden Sicherheitshinweise, ehe Sie mit den Übungen beginnen:

- Wenn Sie an einer Krankheit leiden, gerade eine Operation oder sonstige ärztliche Therapie hinter sich haben, schwanger sind oder innerhalb der letzten drei Monate ein Kind geboren haben, sollten Sie dieses Programm nicht machen, ohne vorher Ihren Arzt um Rat zu fragen.

- Falls Sie gesund, aber ein Pilates-Neuling sind, denken Sie daran, dass dieses Training ungewohnt für Sie ist und Sie dabei Muskeln trainieren, die Sie vielleicht schon seit einer ganzen Weile nicht mehr eingesetzt haben. Achten Sie auf Ihren Körper; wenn Sie Schmerzen bekommen, hören Sie mit der Übung auf.

- Wenn Sie eine Übung als unangenehm empfinden, brechen Sie sie ab und lesen Sie die Übungsanleitung noch einmal durch. Vielleicht haben Sie ein wichtiges Detail übersehen und sich die Übung dadurch erschwert.

- Sie sollten sich niemals zu einer Übung zwingen. Es ist ein Unterschied, ob man all seine Energie für eine schwierige Bewegung bündelt oder seinen Körper überlastet. Achten Sie beim Üben darauf, dass Sie ersteres und nicht letzteres erreichen.

Wenn Sie während oder nach einer Übung Beschwerden haben, obwohl Sie die Übungsanleitungen noch einmal genau durchgelesen und befolgt haben, kann das folgende Gründe haben: Sie haben zu früh mit dem Hauptprogramm begonnen; Sie können eine bestimmte Bewegung aufgrund einer vorliegenden Verletzung oder Fehlhaltung nicht ausführen; Sie arbeiten zu sehr aus Ihren Extremitäten und zuwenig aus Ihrer Körpermitte heraus. In allen drei Fällen sollten Sie sich darauf konzentrieren, die Übungen im Grundprogramm perfekt zu meistern und mit dem Hauptprogramm zu warten, bis Ihre Muskelkraft sich verbessert hat. Falls Sie das Grundprogramm bereits mühelos beherrschen, lassen Sie die problematische Übung einfach weg. Sie können versuchen, sie (in der ursprünglich vorgesehenen Reihenfolge) wieder in Ihr Programm aufzunehmen, sobald Ihre Muskeln stärker geworden sind.

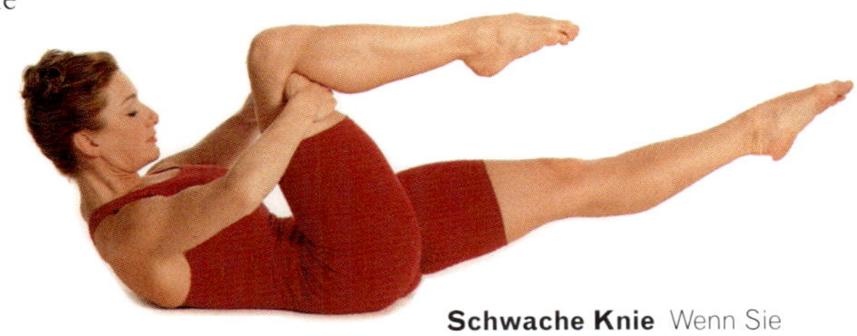

Schwache Knie Wenn Sie Knieprobleme haben, achten Sie auf die ›Vorsicht‹-Kästchen auf den Übungsseiten. Legen Sie die Hände nicht auf die Knie – halten Sie Ihre Beine statt dessen unterhalb der Knie an den Oberschenkeln.

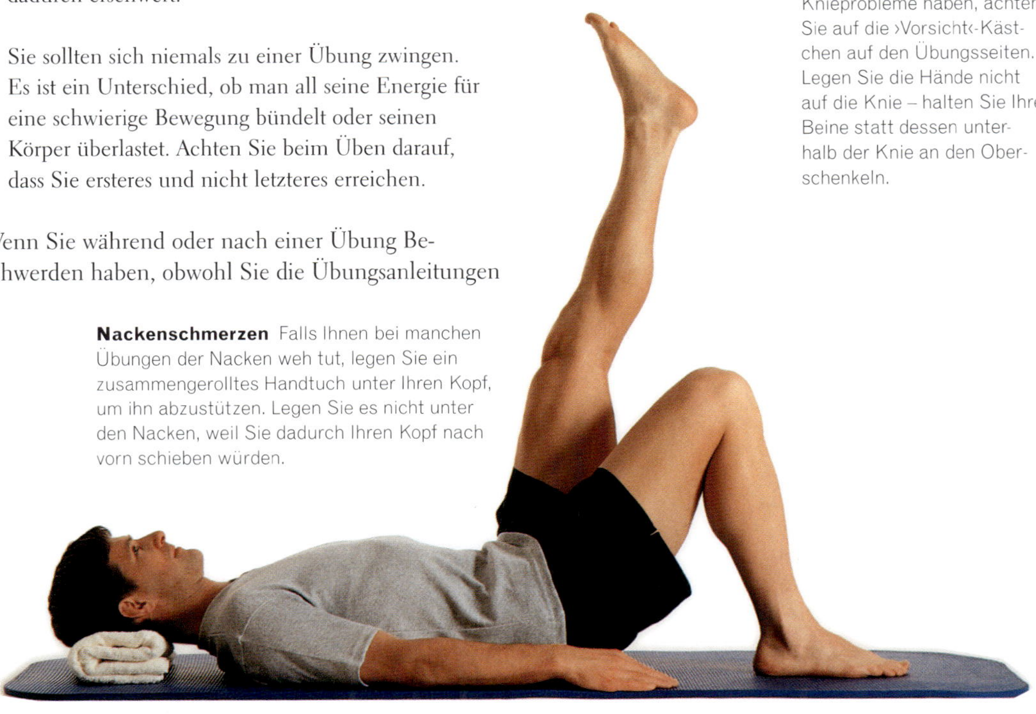

Nackenschmerzen Falls Ihnen bei manchen Übungen der Nacken weh tut, legen Sie ein zusammengerolltes Handtuch unter Ihren Kopf, um ihn abzustützen. Legen Sie es nicht unter den Nacken, weil Sie dadurch Ihren Kopf nach vorn schieben würden.

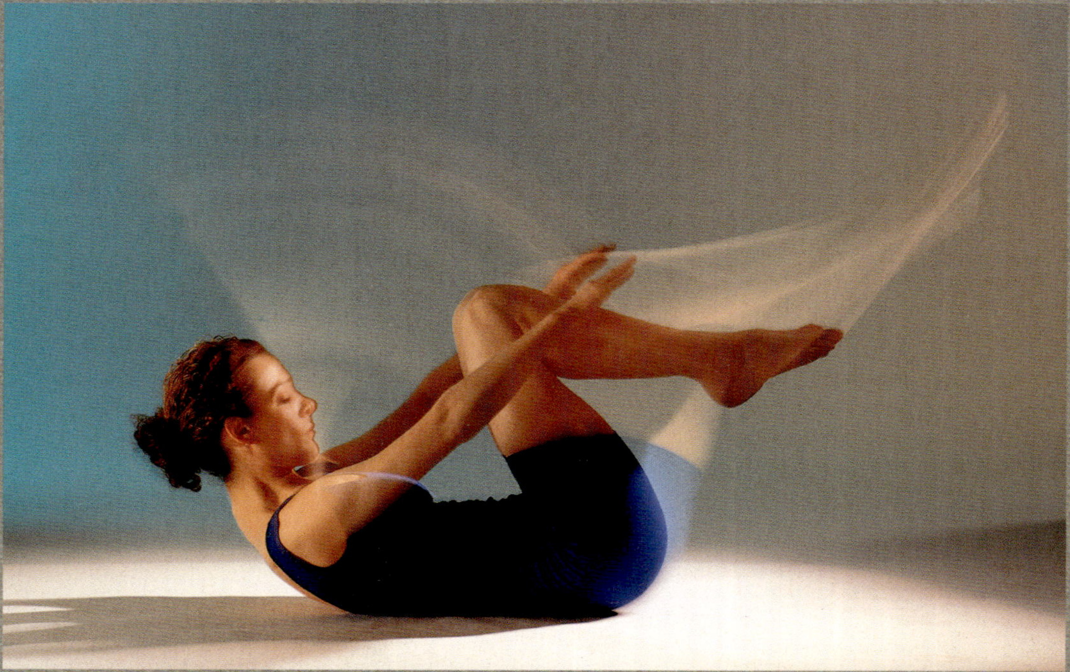

DAS GRUNDPROGRAMM

Dieser Teil enthält sieben Übungen, die Sie in die Pilates-Prinzipien einführen. In jeder Übung werden Sie etwas lernen, was Sie auf alle Übungen in diesem Buch anwenden können. Außerdem entwickeln Sie Ihr ›Powerhouse‹ und Ihr Gefühl dafür, wie Pilates funktioniert.

Denken Sie daran, die Übungen langsam und gründlich durchzugehen. Lesen Sie alle Übungsanleitungen und schauen Sie sich die Fotos dazu genau an. Sobald Sie gelernt haben, eine Übung richtig auszuführen, besteht Ihr Ziel darin, den Bewegungsablauf zu optimieren; manchmal machen kleine Details einen großen Unterschied.

Die sieben Übungen sind gleichzeitig auch Bestandteil des Hauptprogramms, allerdings in der schwierigeren Form, wie Joseph Pilates sie ursprünglich entwickelt hat. Ihr Endziel sollte sein, die Übungen in der Hauptprogramm-Version mit Kraft und Kontrolle ausführen zu können; es ist jedoch wichtig, erst zu diesem Programm überzugehen, wenn Sie wirklich bereit dafür sind. Wenn Sie eine Verletzung oder sonstige Probleme haben und eine bestimmte Übung daher nur in der Grundprogramm-Version machen können, behalten Sie diese vereinfachte Form ruhig bei, auch wenn Sie schon beim Hauptprogramm sind – aber halten Sie sich immer an die vorgegebene Reihenfolge der Übungen.

TRAINING MIT DEM GRUNDPROGRAMM

Um möglichst viel von Ihrem Pilates-Training zu profitieren, müssen Sie zunächst einmal die Übungen im Grundprogramm beherrschen, ehe Sie mit dem Hauptprogramm beginnen. Sie sollten das Grundprogramm mindestens sechsmal absolviert haben, ehe Sie zum Hauptprogramm übergehen. Arbeiten Sie in Ihrem eigenen, individuellen Rhythmus und denken Sie daran:

- Sie brauchen die Übungen nicht öfter zu wiederholen als angegeben. Wenn Ihnen eine Übung zu schwierig ist, wiederholen Sie sie weniger häufig.
- Hetzen Sie sich nicht durch das Übungsprogramm. Als Anfänger müssen Sie jede Bewegung so langsam ausführen, dass Sie sich dabei korrigieren können. Wenn Sie zu schnell arbeiten, bemerken Sie Ihre Fehler nicht.
- Machen Sie sich keine Sorgen, wenn es Ihnen schwerfällt, Ihre Atmung mit den Bewegungen zu koordinieren. Sobald die Übungen mühelos zu fließen beginnen, werden Sie feststellen, dass Bewegungsrhythmus und richtige Atmung sich automatisch aufeinander einstimmen.
- Die Visualisationen helfen Ihnen, sich auf Ihre Technik zu konzentrieren und Ihren ›Kraftgürtel‹ richtig einzusetzen.

DEHNEN UND ENTSPANNEN

Wenn nötig, nehmen Sie sich nach jeder Übung Zeit, Ihren Körper zu dehnen und zu entspannen. Ziehen Sie die Knie zur Brust und bleiben Sie in dieser Position, solange Sie das Bedürfnis haben, um Ihre Lenden-wirbelsäule zu dehnen und Ihre Bauchmuskulatur auszuruhen.

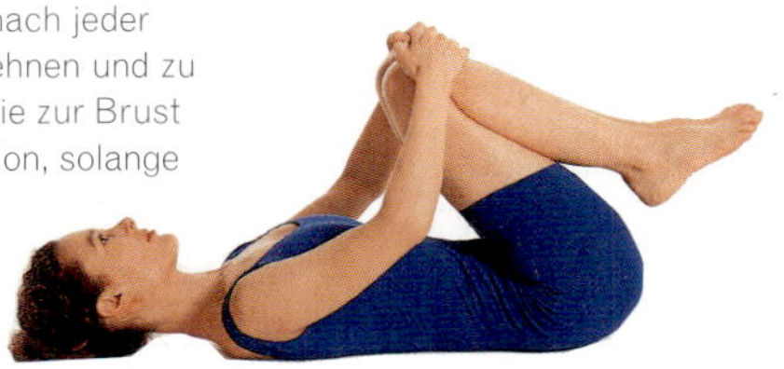

Die Hundert

Diese Übung hilft Ihnen, sich auf Ihre Atmung zu konzentrieren, sich aufzuwärmen und Ihren Kreislauf anzuregen, um sich auf die folgenden Übungen vorzubereiten.

Ziel

- Beginnen Sie mit 2–3 Durchgängen aus jeweils 10 Bewegungen. Sobald Ihre Muskelkraft wächst, erhöhen Sie die Anzahl der Durchgänge allmählich bis auf 10. Das sind die angestrebten ›Hundert‹.

Beachten Sie

- Sie sollten jeweils in einem Zug tief ein- und ausatmen. Versuchen Sie, nicht zu keuchen.
- Ihr Rücken sollte fest an der Matte ›kleben‹. Ziehen Sie dazu den Nabel in Richtung Wirbelsäule ein.
- Die Innenseiten Ihrer Beine müssen dicht zusammen bleiben, damit Sie die Muskelkraft Ihres Gesäßes und der Innenseiten Ihrer Schenkel nutzen können.
- Falls Ihr Nacken während dieser Übung ermüden sollte, legen Sie den Kopf auf die Matte.

VORSICHT

Bei schwacher Nackenmuskulatur legen Sie den Kopf auf die Matte oder auf ein Kissen, bis Ihre Muskeln stärker werden.

VISUALISATION

Beim Einatmen füllen Sie Ihre Lungen, beim Ausatmen leeren Sie sie wieder.

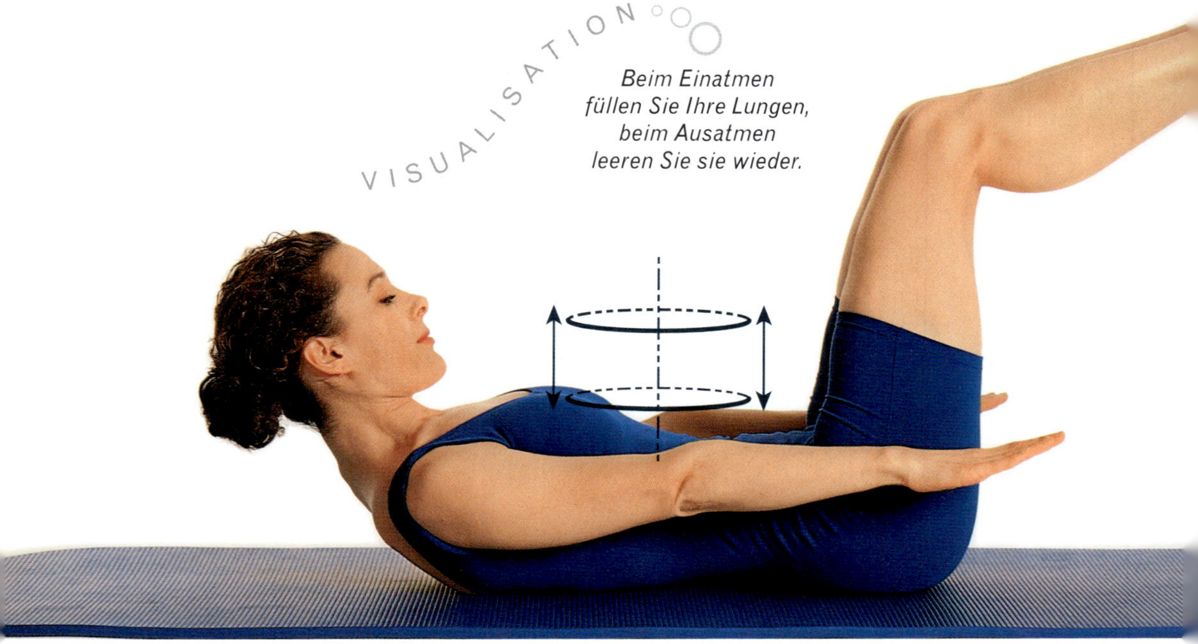

1 Legen Sie sich mit parallel zum Körper ausgestreckten Armen auf die Matte; die Handflächen zeigen nach unten. Beugen Sie die Beine so, dass die Oberschenkel senkrecht nach oben zeigen und die Unterschenkel parallel zur Matte ausgestreckt sind. Achten Sie darauf, dass die Innenseiten Ihrer Beine dicht aneinander liegen, die Füße entspannt ausgestreckt sind und das Steißbein an der Matte ›klebt‹.

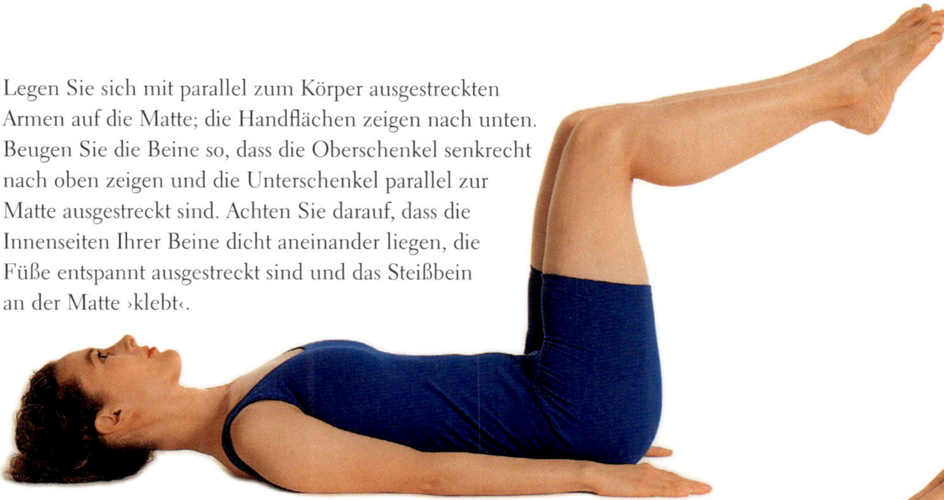

2 Heben Sie den Kopf in Richtung Brustkorb und schauen Sie zu Ihrem Nabel. Heben Sie die Arme so an, dass sie mit den Schultern in einer Linie liegen. Dann strecken Sie die Arme nach vorn und heben die Schulterblätter von der Matte ab. Dabei spannen sich unwillkürlich Ihre Bauchmuskeln an.

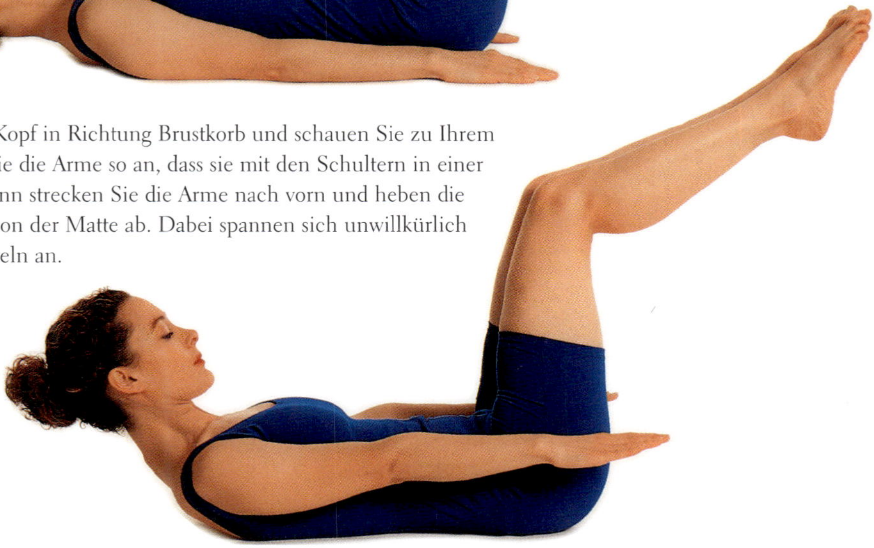

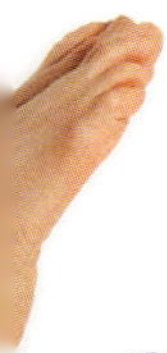

3 Atmen Sie ein und zählen Sie dabei auf 5, während Sie die Arme 5mal schnell auf und ab bewegen. Wiederholen Sie das Gleiche beim Ausatmen (wieder auf 5 zählen).

Dies ist ein Übungsdurchgang. Beginnen Sie mit 2–3 Durchgängen und steigern Sie dann allmählich bis auf 10.

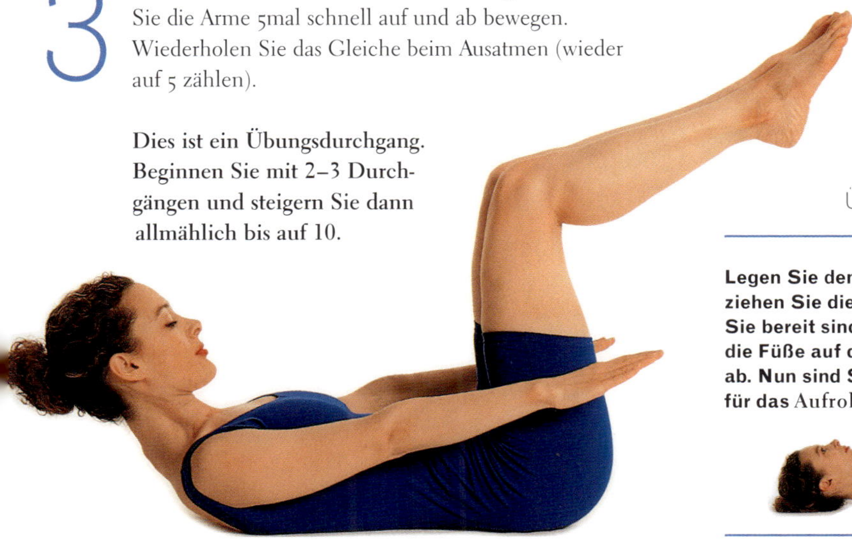

ÜBERGANG

Legen Sie den Kopf auf die Matte und ziehen Sie die Knie zur Brust. Sobald Sie bereit sind, stellen Sie die Füße auf der Matte ab. Nun sind Sie bereit für das Aufrollen.

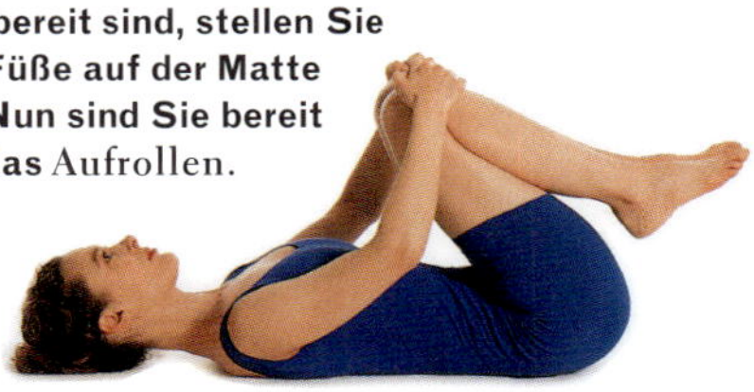

Aufrollen

In dieser Übung lernen Sie, wie Sie mit Ihren Bauchmuskeln die Bewegung (Mobilisation) Ihrer Wirbelsäule steuern können. Außerdem verbessert sich dadurch die Elastizität Ihres Rückens und Ihrer Kniesehnen.

Ziel

- Einen Wirbel nach dem anderen auf- und wieder abzurollen, indem Sie den Nabel in Richtung Wirbelsäule ziehen.

Beachten Sie

- ›Kleben‹ Sie Ihre Beine an die Matte, indem Sie Ihre Gesäßmuskeln und die Muskeln an den Innen- und Hinterseiten Ihrer Schenkel anspannen.
- Achten Sie darauf, die Schultern nicht hochzuziehen, während Sie die Arme über den Kopf strecken.
- Halten Sie Ihre Arme beim Auf- und Abrollen stets gestreckt.
- Beugen Sie sich am Ende der Bewegung nicht so weit nach vorn, dass Sie die Kontrolle in Ihrer Körpermitte verlieren.

VISUALISATION

Ihre Wirbelsäule bildet beim Auf- und Vorwärtsrollen den Buchstaben C.

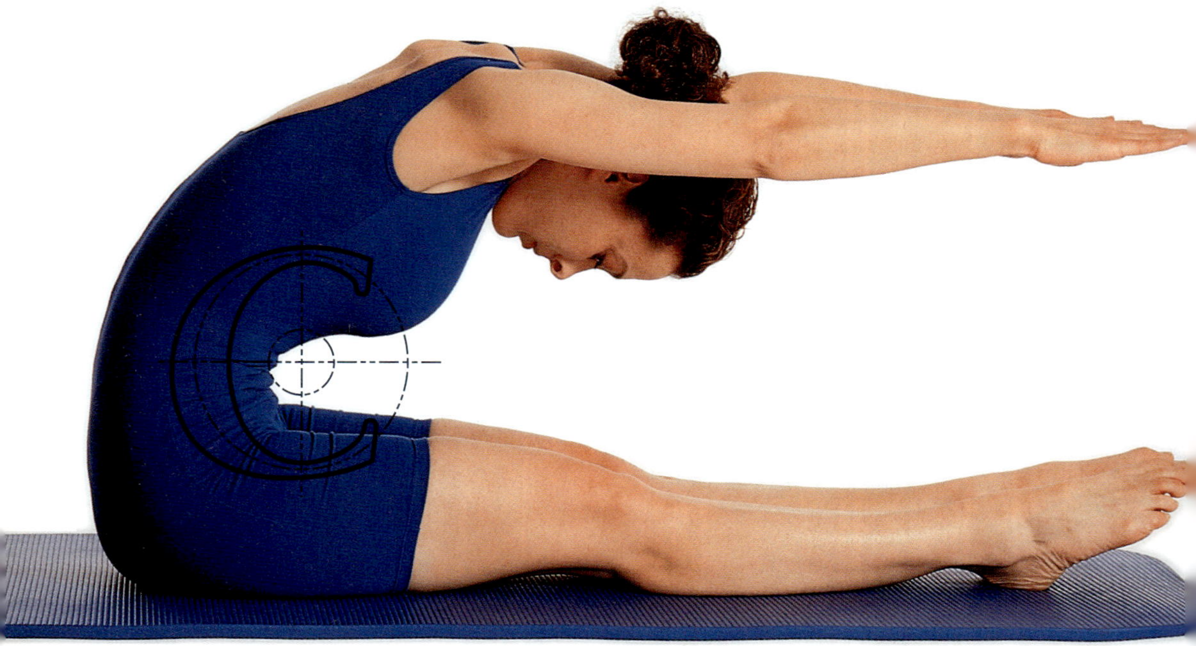

1 Strecken Sie die Arme über den Kopf, bis sie in einer Linie mit Ihren Ohren liegen. Halten Sie die Arme auf Schulterbreite.

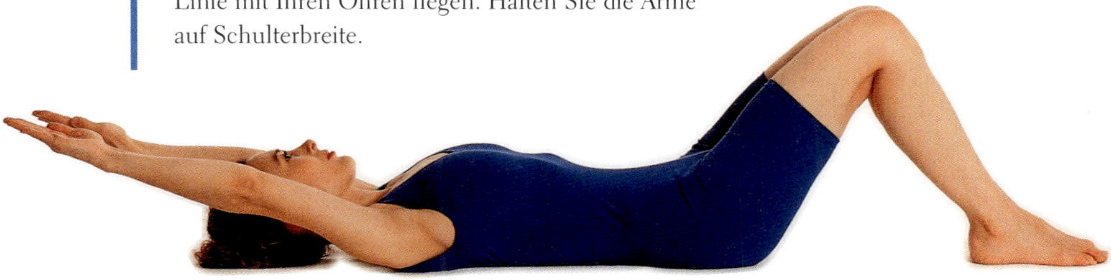

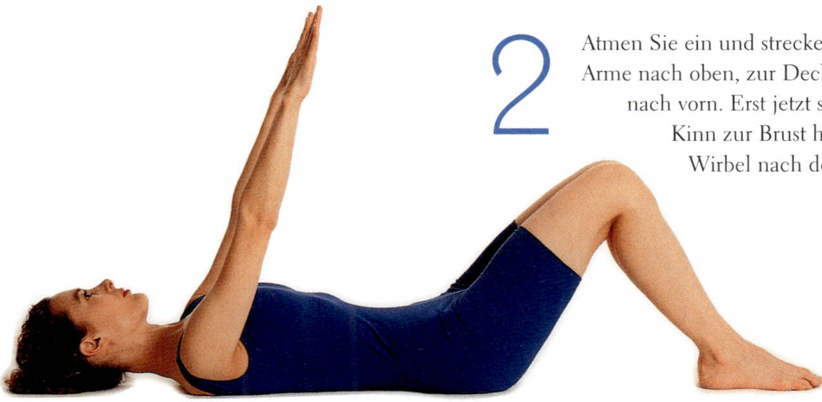

2 Atmen Sie ein und strecken Sie dabei die Arme nach oben, zur Decke hin, und weiter nach vorn. Erst jetzt schieben Sie das Kinn zur Brust hin und rollen einen Wirbel nach dem anderen auf.

3 Atmen Sie aus und rollen Sie dabei weiter nach vorn. Sobald Ihre Hände über die Knie hinausreichen, strecken Sie die Beine flach aus und ziehen dabei die Innenseiten Ihrer Schenkel zusammen. Strecken Sie Ihre Arme so nach vorn, dass sie eine Parallele zur Matte bilden.

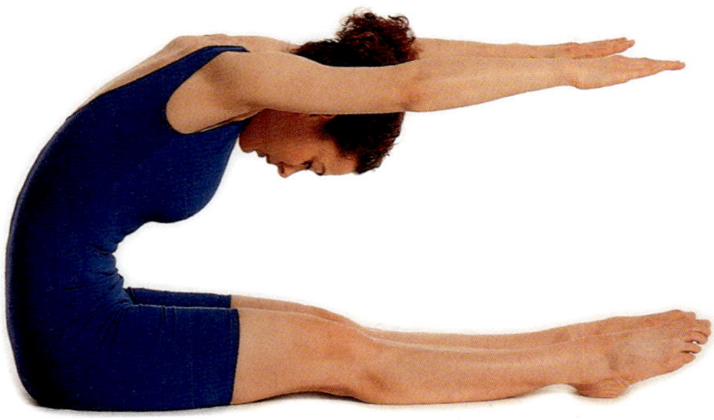

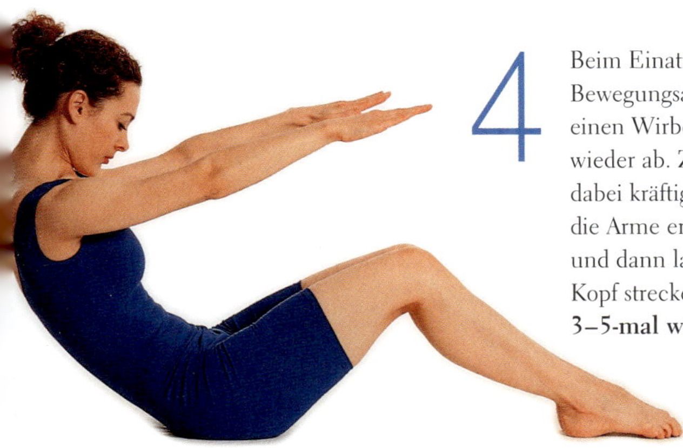

4 Beim Einatmen kehren Sie den Bewegungsablauf um und rollen einen Wirbel nach dem anderen wieder ab. Ziehen Sie den Nabel dabei kräftig ein. Während Sie die Arme erst zur Decke hoch und dann langsam über Ihren Kopf strecken, atmen Sie aus. **3–5-mal wiederholen.**

ÜBERGANG

Legen Sie den Kopf auf die Matte und ziehen Sie die Knie zur Brust. Stellen Sie dann die Füße auf die Matte. Nun sind Sie bereit für das Kreisen mit einem Bein.

Kreisen mit einem Bein

Diese Übung kräftigt Ihre Hüften, macht sie beweglicher und stärkt gleichzeitig Ihre Körpermitte. Außerdem bringt sie Ihre Beinmuskulatur in Form.

Ziel

- Sobald Ihre Hüften beweglicher werden und Ihr ›Powerhouse‹ stärker ist, vergrößern Sie die Kreise und lassen sie fließen, vor allem bei der Aufwärtsbewegung.

Beachten Sie

- Die Hüften nicht von der Matte abheben.
- Das gehobene Bein soll vom Hüftgelenk aus leicht nach außen zeigen, gerade und gestreckt sein.
- Jeder Kreis sollte von Ihrer Bauchmuskulatur ausgehen.
- Halten Sie den Fuß beim Beinkreisen ruhig.
- Das gebeugte Bein sollte sich nicht hin und her bewegen.
- Machen Sie kleine, kontrollierte Kreisbewegungen.

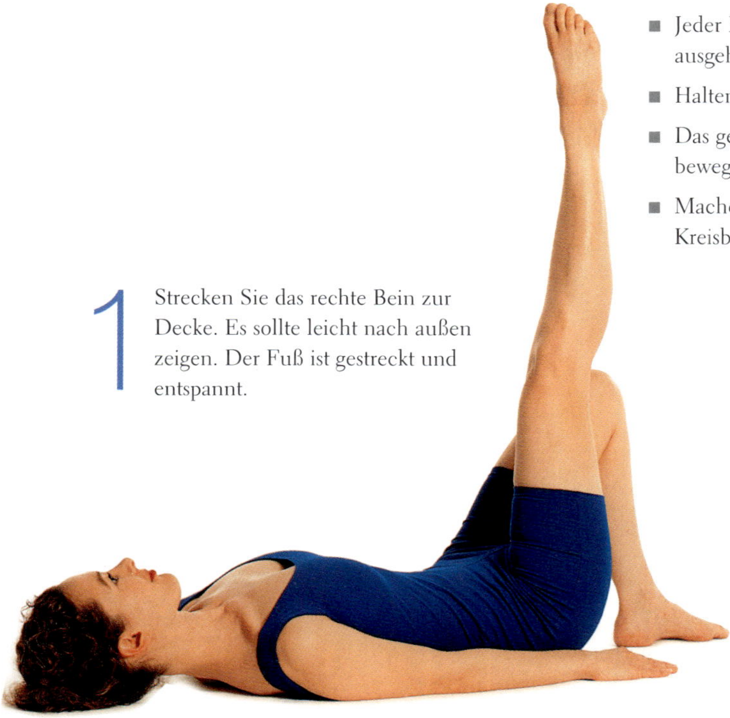

1 Strecken Sie das rechte Bein zur Decke. Es sollte leicht nach außen zeigen. Der Fuß ist gestreckt und entspannt.

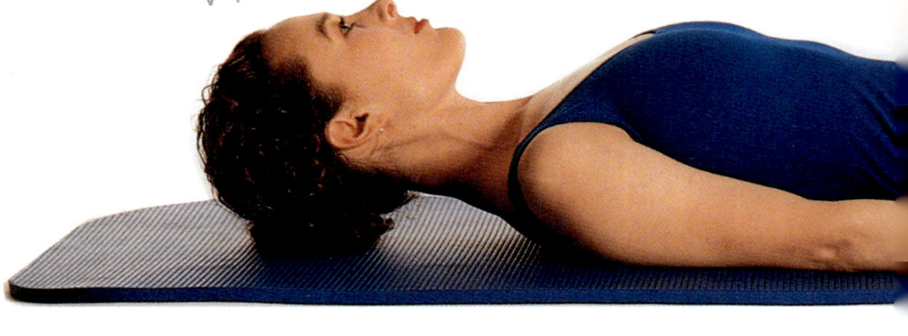

Das Bein, mit dem Sie kreisen, ist gerade wie ein Pfeil.

2 Atmen Sie ein und beginnen Sie mit dem ausgestreckten Bein eine Kreisbewegung im Gegenuhrzeigersinn zum gebeugten Bein hin; dann kreisen Sie weiter, wieder nach oben und atmen aus, während Sie das Bein in die Ausgangsstellung zurückbringen. **5-mal wiederholen.** Nach jedem Kreis eine kleine Pause machen.

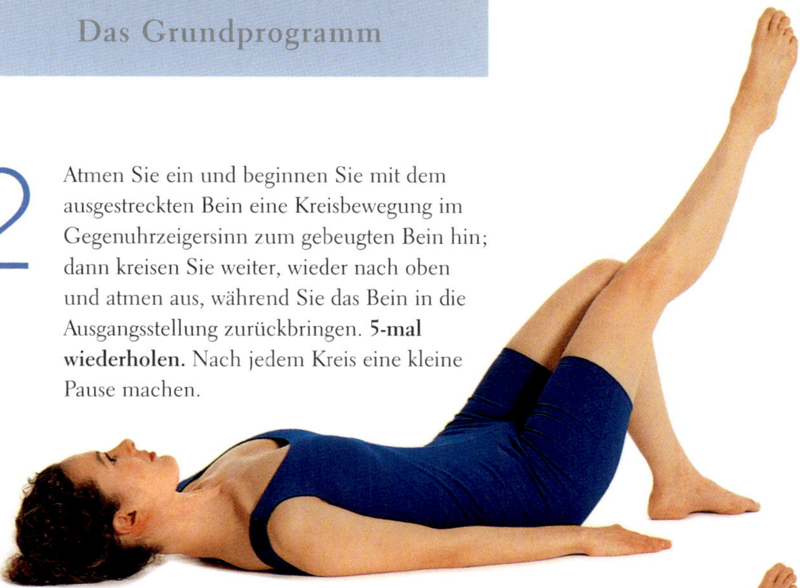

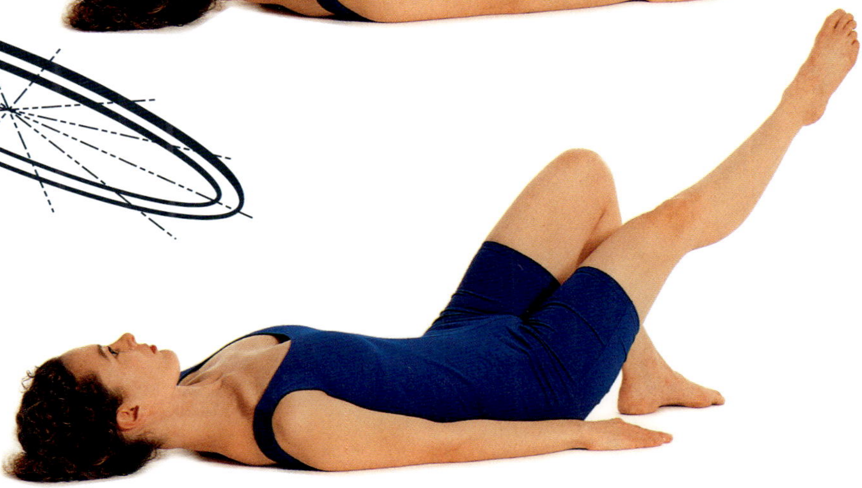

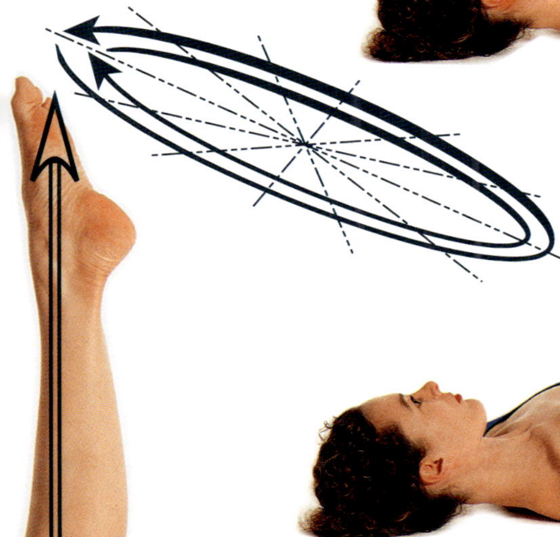

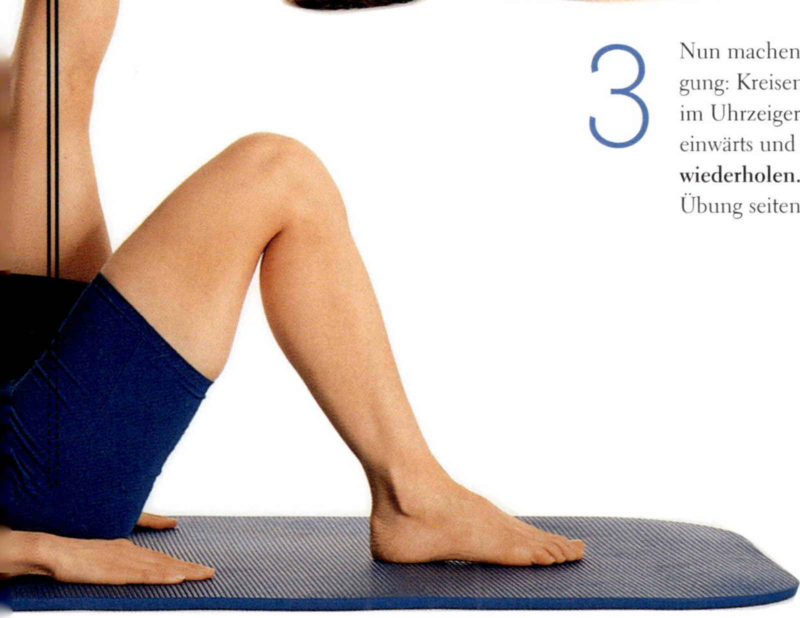

3 Nun machen Sie die umgekehrte Kreisbewegung: Kreisen Sie mit dem gestreckten Bein im Uhrzeigersinn zunächst nach unten, dann einwärts und wieder nach oben. **5-mal wiederholen.** Dann machen Sie die gleiche Übung seitenverkehrt mit dem linken Bein.

ÜBERGANG

Ziehen Sie die Knie zur Brust und strecken Sie die Beine dann auf der Matte aus. Rollen Sie einen Wirbel nach dem anderen auf, bis Sie vorne auf der Matte sitzen. Nun sind sie bereit für die Übung Rollen wie ein Ball.

Rollen wie ein Ball

Diese Übung ist gut für Ihr Gleichgewicht und gleichzeitig eine hervorragende Massage für die Muskeln, die Ihre Wirbelsäule stützen. Außerdem stärkt sie Ihre Bauchmuskulatur.

Ziel

- Mit Balance und Kontrolle ab- und wieder aufzurollen. Die Bewegung geht von Ihrer Körpermitte aus und wird die ganze Zeit über von dort gesteuert.

Beachten Sie

- Halten Sie Ihre Fersen möglichst nah am Gesäß, damit die Bewegung nicht von Ihren Beinen ausgeht.
- Halten Sie die Schultern entspannt, ziehen Sie sie nicht hoch.
- Versuchen Sie beim Rückwärts- und Vorwärtsrollen Ihren Nabel tiefer in Richtung Wirbelsäule zu ziehen.
- Ihr Kopf sollte während des ganzen Bewegungsablaufs in der gleichen Position bleiben und nicht nach hinten rollen.

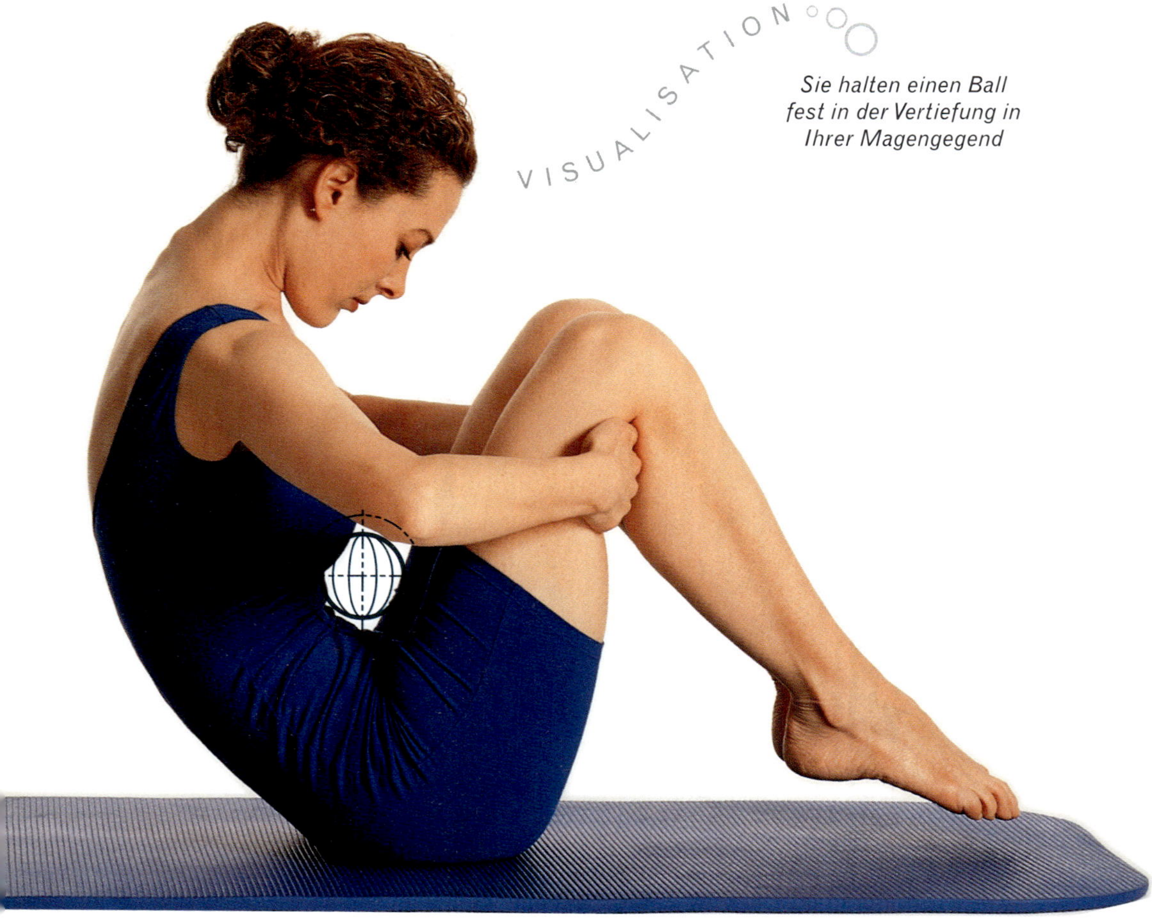

VISUALISATION

Sie halten einen Ball fest in der Vertiefung in Ihrer Magengegend

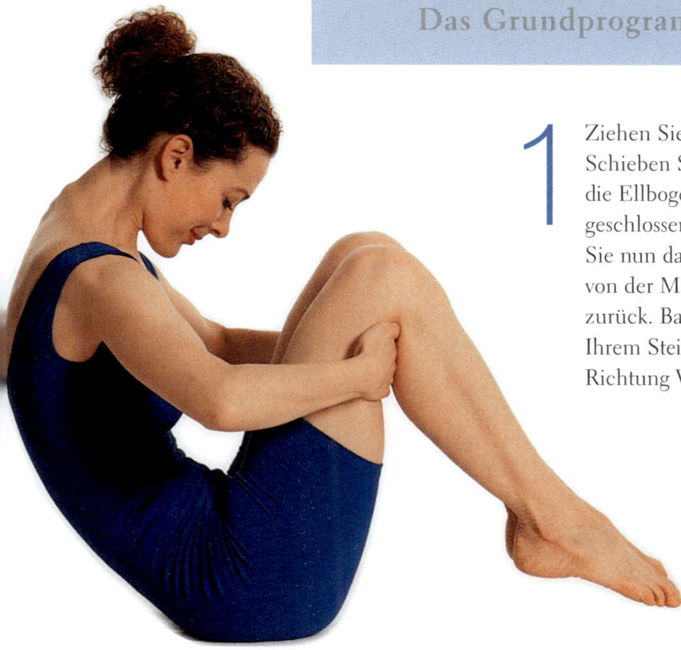

1 Ziehen Sie die Fersen in Richtung Gesäß. Schieben Sie die Hände unter Ihre Oberschenkel; die Ellbogen sind seitlich abgewinkelt, die Füße geschlossen, die Knie leicht auseinander. Drücken Sie nun das Kinn zur Brust, heben Sie die Füße von der Matte ab und lehnen Sie sich leicht zurück. Balancieren Sie in dieser Position auf Ihrem Steißbein, indem Sie den Nabel in Richtung Wirbelsäule ziehen.

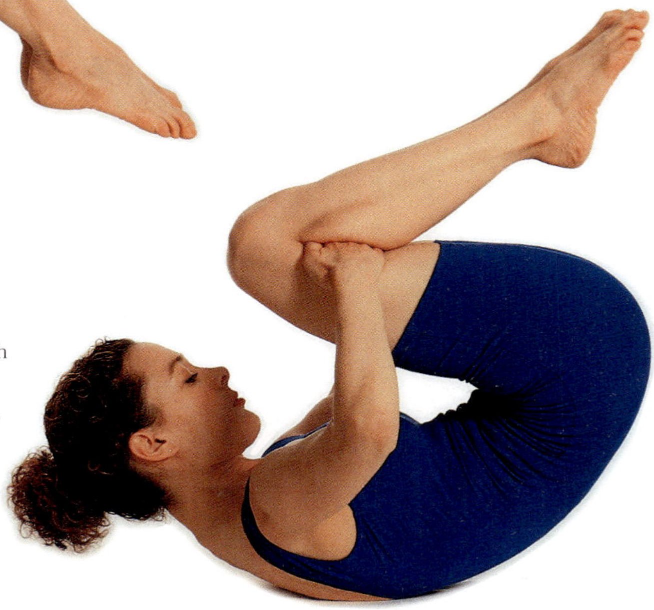

2 Atmen Sie ein und rollen Sie sich nach hinten, so dass Ihr Körper auf dem unteren Teil Ihrer Schulterblätter ruht. Das Kinn bleibt dabei zur Brust hin gedrückt. Lassen Sie die Bewegung von Ihrem ›Kraftwerk‹ ausgehen, um kontrolliert abzurollen.

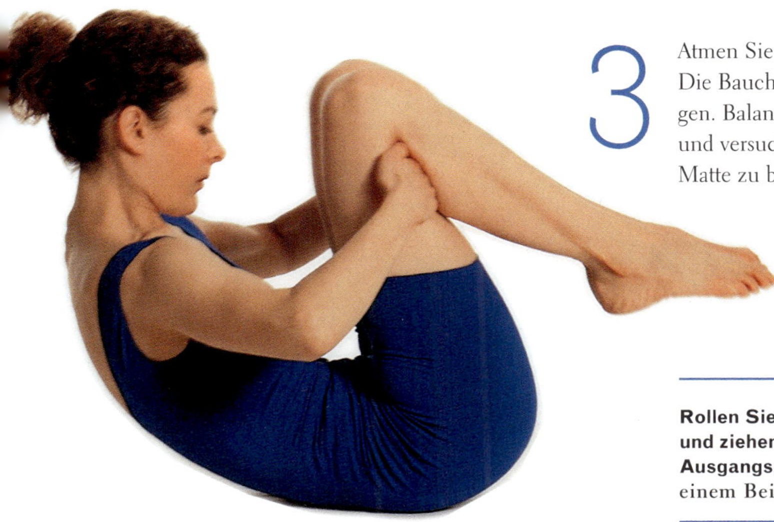

3 Atmen Sie aus und rollen Sie wieder vorwärts. Die Bauchmuskeln sind nach wie vor eingezogen. Balancieren Sie in der aufrechten Position und versuchen Sie, mit den Füßen nicht die Matte zu berühren. **6-mal wiederholen.**

ÜBERGANG

Rollen Sie einen Wirbel nach dem anderen ab und ziehen Sie die Knie zur Brust. Das ist die Ausgangsposition für die Dehnung mit einem Bein.

Dehnung mit einem Bein

Diese Übung zielt vor allem auf Ihre Koordination und Körperbeherrschung ab. Außerdem stärkt sie Ihr ›Powerhouse‹ und dehnt Ihre Beinmuskulatur.

Ziel

- Sobald Ihre Körpermitte stärker wird, versuchen Sie, das Bein tiefer in Richtung Matte zu senken, um Ihre Muskeln stärker zu beanspruchen. Diese Variante wird im Hauptprogramm (siehe Seite 42–43) gezeigt. Senken Sie das Bein aber nicht unter Hüftebene.

Beachten Sie

- Die Bewegung von Armen und Beinen soll bei der Koordination Ihrer Atmung helfen.
- Achten Sie darauf, dass Hüfte, Knie und Fuß sich auf einer Linie befinden.
- Das Zentrum Ihres Körpers, Kopf und Nacken sollten sich nicht mitbewegen.
- Heben Sie Kopf und Schultern nur so weit, dass der untere Teil Ihrer Schulterblätter auf dem Boden bleibt.

VORSICHT

Wenn Sie schwache Knie haben, legen Sie die Hände unterhalb der Knie auf die Oberschenkel.

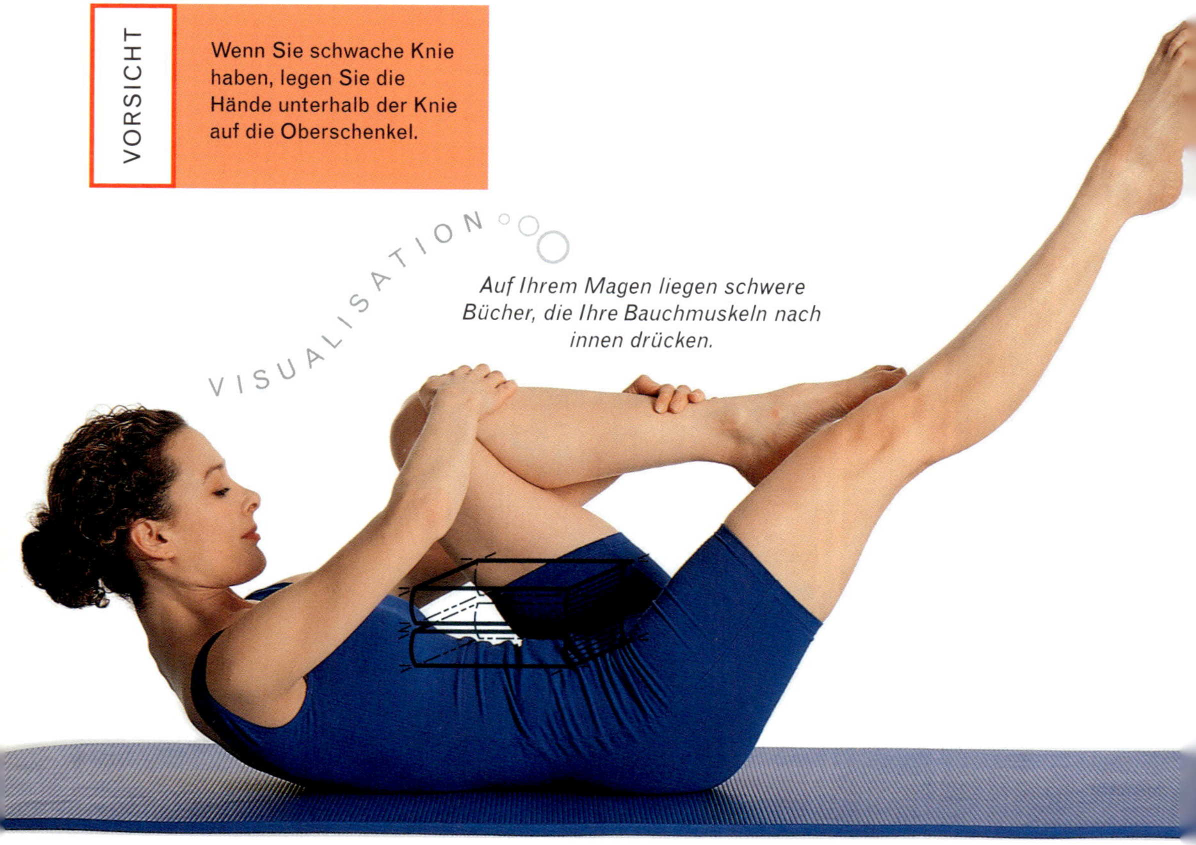
VISUALISATION
Auf Ihrem Magen liegen schwere Bücher, die Ihre Bauchmuskeln nach innen drücken.

1 Atmen Sie ein und ziehen Sie das rechte Knie zur Brust hin. Legen Sie die linke Hand auf das rechte Knie und die rechte Hand an die Außenseite Ihres rechten Fußknöchels. Die Ellbogengelenke sind dabei nicht durchgedrückt, sondern locker. Heben Sie das linke Bein um ungefähr 60° von der Matte ab und strecken Sie es zur Decke hin.

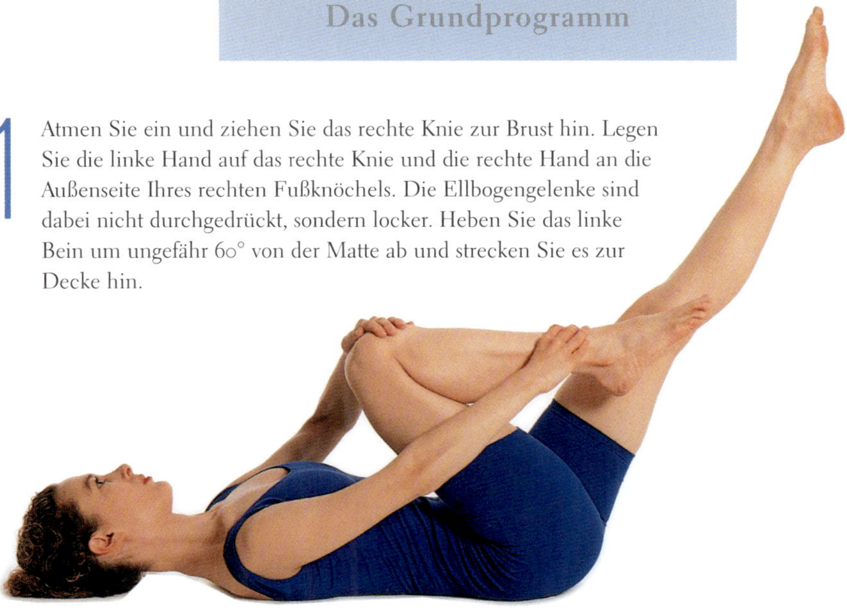

2 Schieben Sie das Kinn in Richtung Brust und heben Sie die Schultern von der Matte ab. Ziehen Sie den Nabel kräftig in Richtung Wirbelsäule.

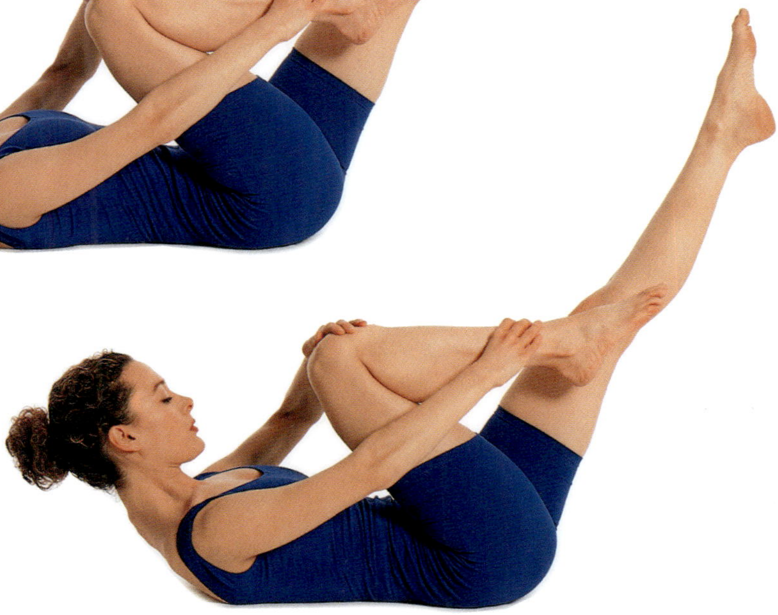

3 Atmen Sie mit angehobenem Kopf aus und wechseln Sie dabei die Position Ihrer Beine und Hände. Ihr Rumpf sollte sich dabei nicht mitbewegen, und der Rücken sollte flach auf der Matte liegen. **3–5-mal wiederholen.**

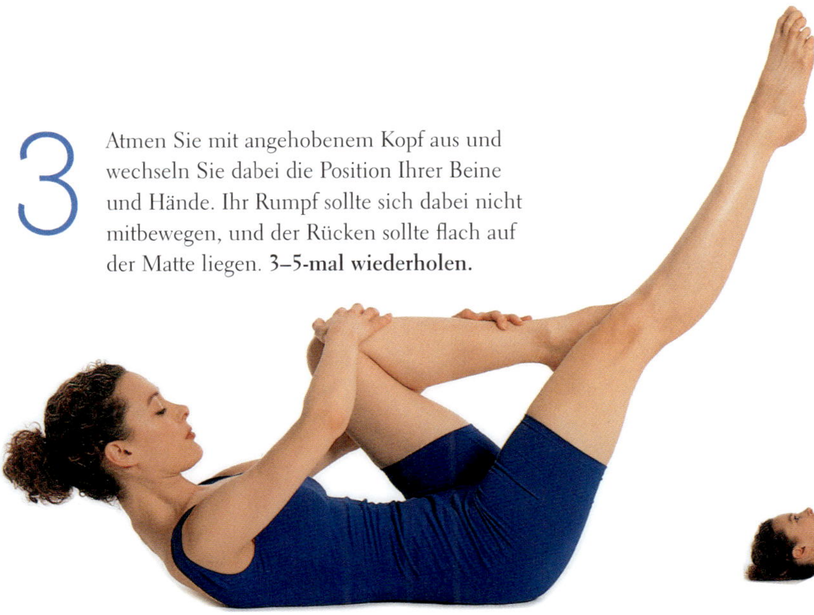

ÜBERGANG

Legen Sie den Kopf auf die Matte und ziehen Sie die Knie zur Brust. Jetzt sind Sie bereit für die Dehnung mit beiden Beinen.

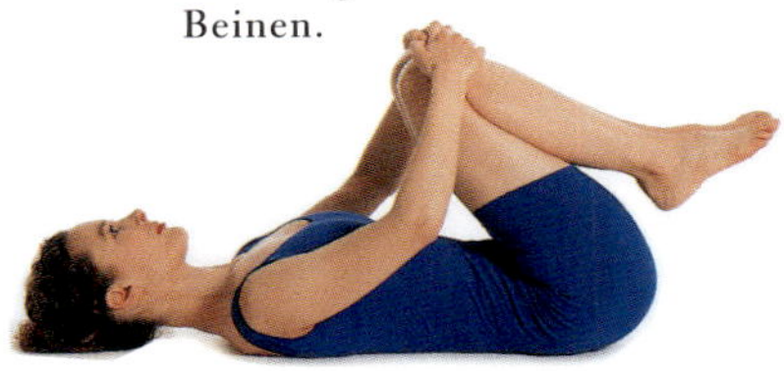

Dehnung mit beiden Beinen

Diese Übung verbessert Ihre Koordination und Ihre Atmung, stärkt die Körpermitte und dehnt Arme und Beine.

Ziel

- Sobald Ihr ›Kraftwerk‹ stärker wird, senken Sie die Beine tiefer in Richtung Matte (siehe Hauptprogramm, Seite 44–45). Senken Sie die Beine aber nicht unter Hüftebene.

Beachten Sie

- Ihre Beine sollten an den Innenseiten der Schenkel ›zusammengeklebt‹ sein.
- Lassen Sie den Kopf nicht nach hinten fallen, wenn Sie die Arme rückwärts ausstrecken.

1 Legen Sie die Hände an Ihre Fußknöchel. Drücken Sie das Kinn in Richtung Brust, heben Sie die Schultern von der Matte ab und ziehen Sie den Nabel kräftig in Richtung Wirbelsäule.

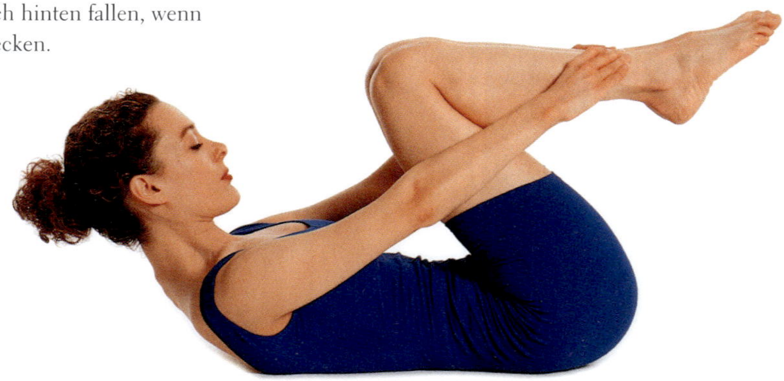

VISUALISATION

Auf Ihren Bauchmuskeln liegt ein Medizinball, der sie nach innen gedrückt hält.

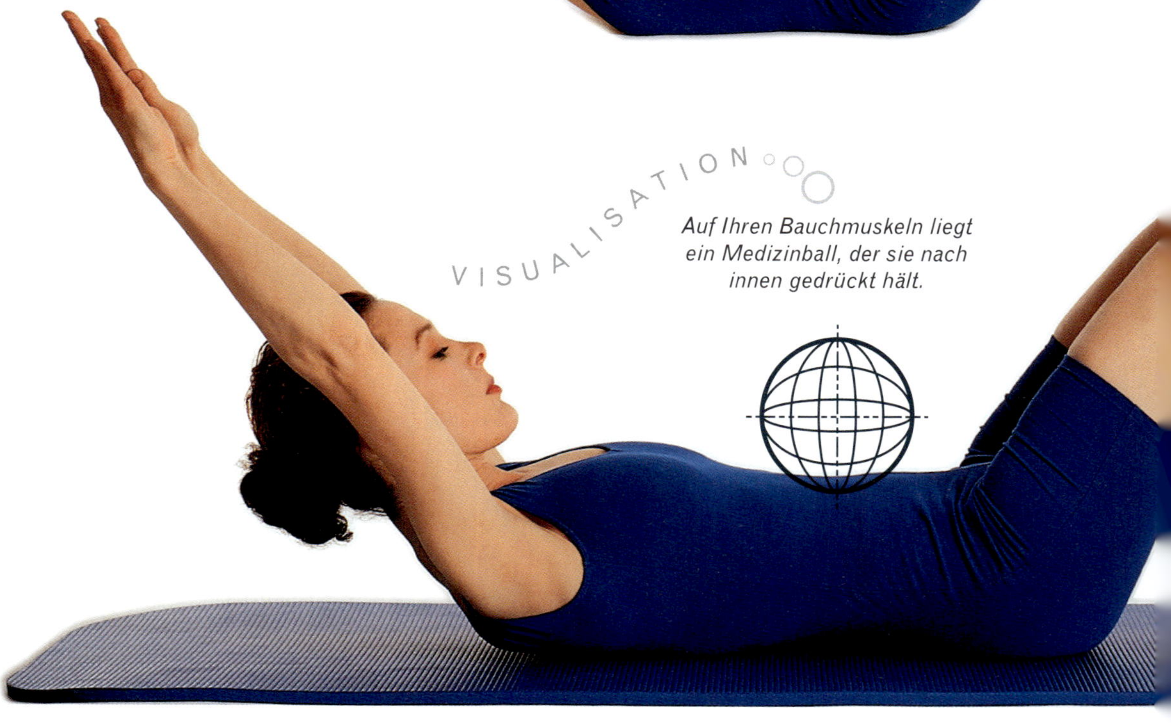

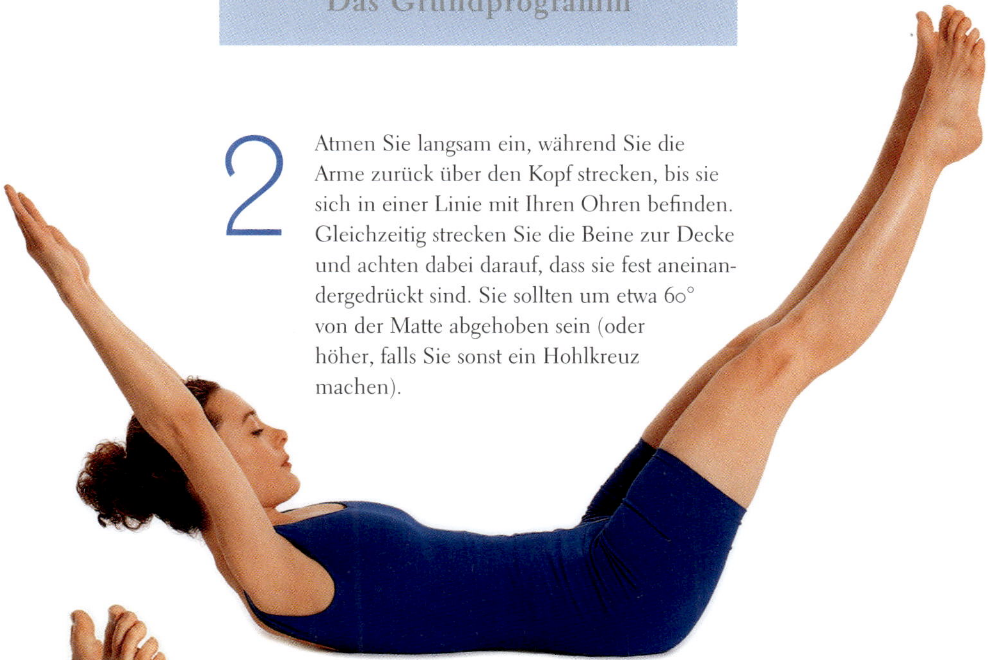

2

Atmen Sie langsam ein, während Sie die Arme zurück über den Kopf strecken, bis sie sich in einer Linie mit Ihren Ohren befinden. Gleichzeitig strecken Sie die Beine zur Decke und achten dabei darauf, dass sie fest aneinandergedrückt sind. Sie sollten um etwa 60° von der Matte abgehoben sein (oder höher, falls Sie sonst ein Hohlkreuz machen).

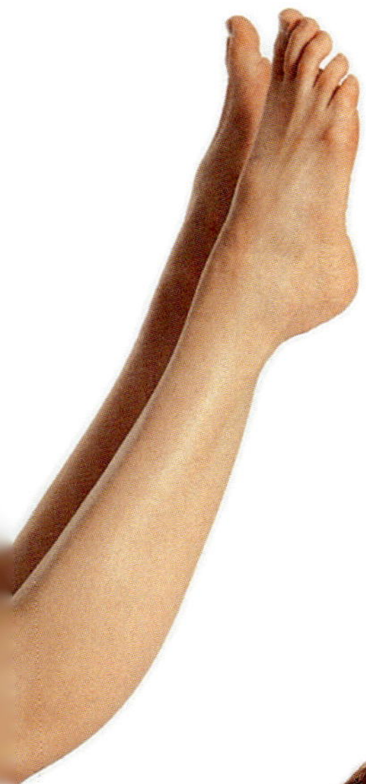

3

Atmen Sie aus und strecken Sie die Arme nach außen und nach vorn, während Sie gleichzeitig die Beine in Richtung Brustkorb sinken lassen. Halten Sie Ihre Fußknöchel fest und zählen Sie dabei auf 2.
3–5-mal wiederholen.

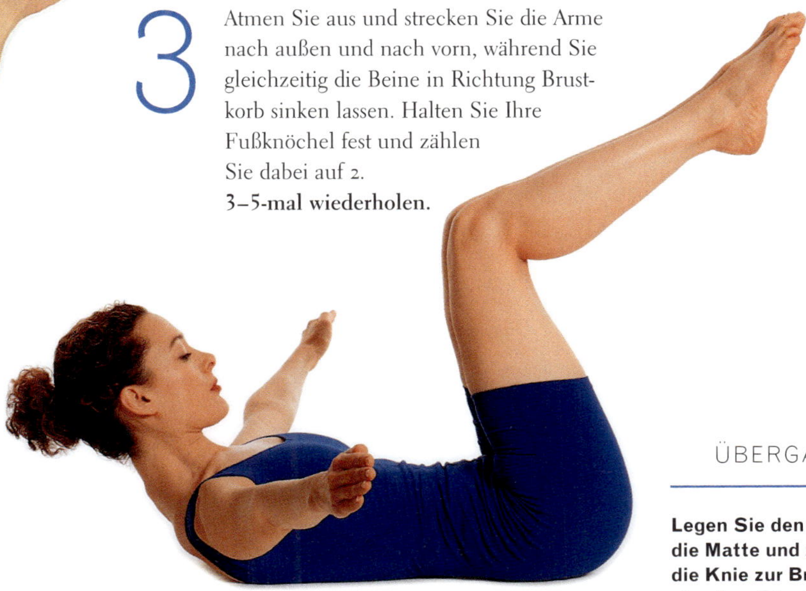

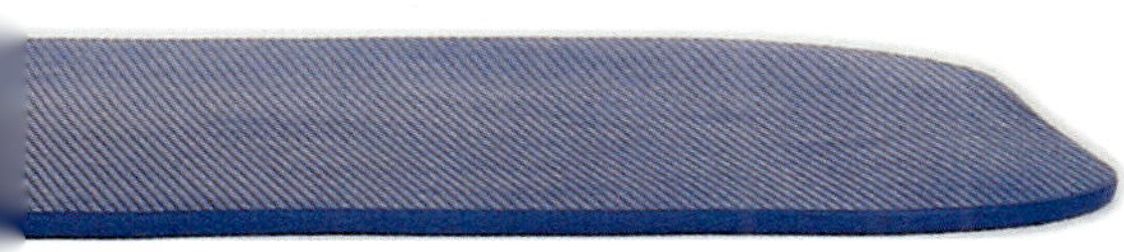

ÜBERGANG...

Legen Sie den Kopf auf die Matte und ziehen Sie die Knie zur Brust. Dann strecken Sie die Beine auf der Matte aus und setzen sich auf, indem Sie einen Wirbel nach dem anderen aufrollen. Nun sind Sie bereit für die Rückendehnung vorwärts.

Rückendehnung vorwärts

Diese Übung dehnt Ihre Wirbelsäule und verbessert deren Beweglichkeit. Außerdem trainiert sie die Körpermitte und dehnt die Hinterseiten Ihrer Beine.

Ziel

- Sobald Sie beweglicher werden, versuchen Sie, die Beine ganz gerade auszustrecken.

Beachten Sie

- Ihre Knie und Füße sollten zur Decke zeigen; die Beine sollen sich nicht drehen.
- Schauen Sie so lange auf Ihren Nabel, bis Sie aufrecht sitzen.
- Ihr Gesäß bleibt an der Matte ›kleben‹, während Sie sich nach vorn strecken.
- Rollen Sie einen Wirbel nach dem anderen auf und setzen Sie dabei Ihre Bauchmuskulatur ein.

VISUALISATION

Sie rollen sich über einem Ball zusammen.

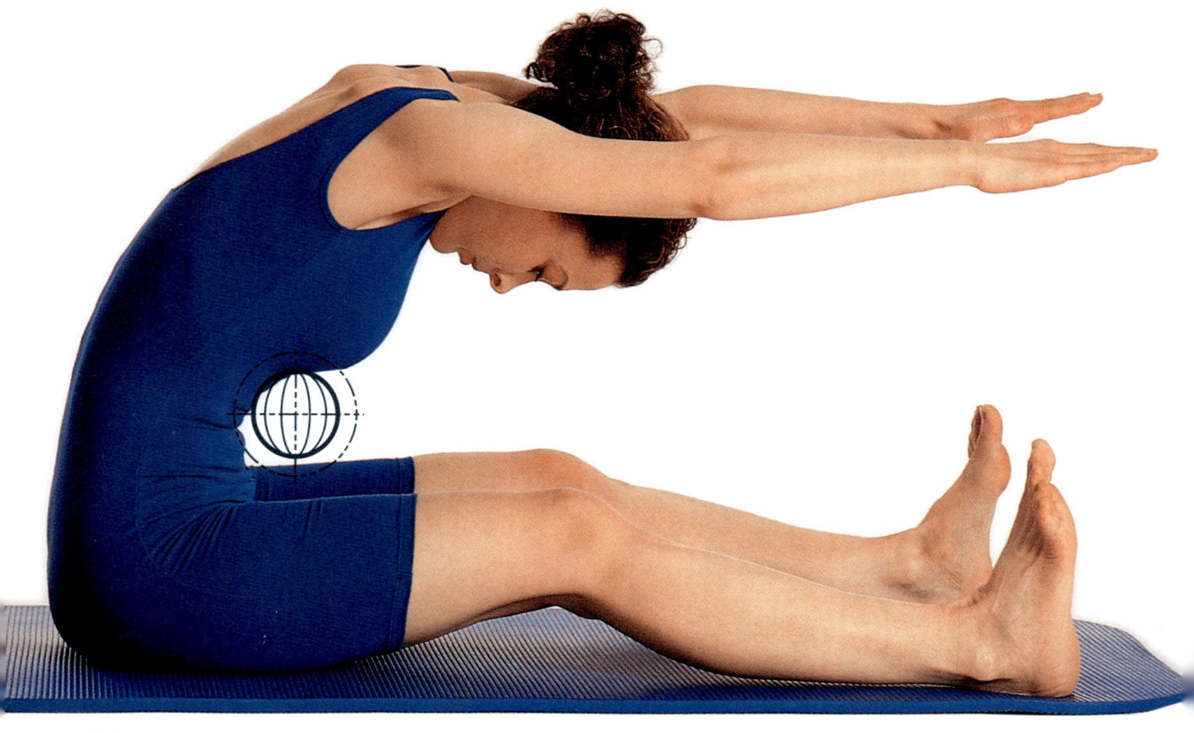

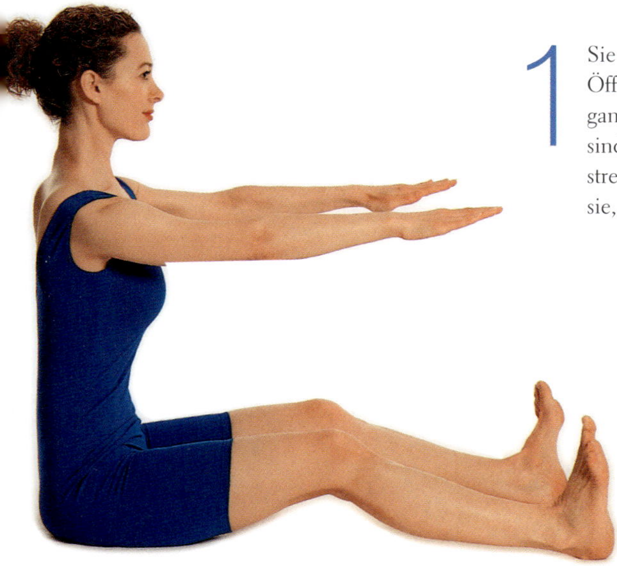

1 Sie sitzen mit leicht gebeugten Beinen da. Öffnen Sie die Beine ein wenig, so dass sie ganz leicht über Hüftbreite hinaus gespreizt sind. Knie und Zehen zeigen zur Decke. Nun strecken Sie die Arme nach vorne und heben sie, sitzen aufrecht da und atmen dabei ein.

2 Drücken Sie das Kinn zur Brust und ziehen Sie den Nabel kräftig in Richtung Wirbelsäule, während Sie Ihre Arme nach vorn strecken. Bilden Sie vom Scheitelpunkt Ihres Kopfes bis zum Steißbein hinunter eine C-Kurve und atmen Sie dabei aus.

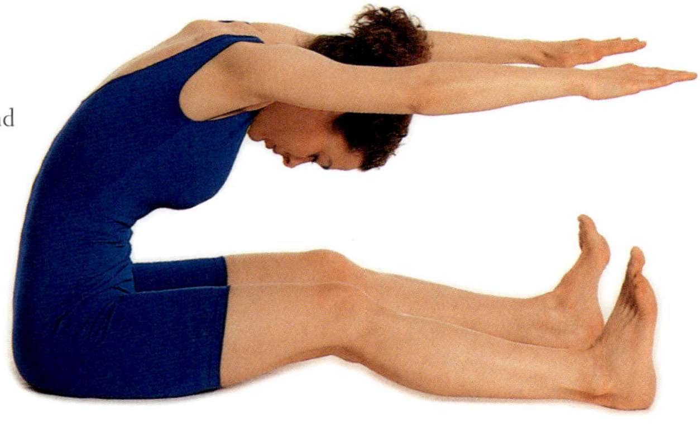

3 Beim Wiederaufrichten atmen Sie ein und machen die Bewegung in umgekehrter Reihenfolge, bis Sie wieder aufrecht sitzen. Achten Sie darauf, sich aus den Hüften heraus aufzurichten, bis Ihr Rücken ganz gerade ist.
3-mal wiederholen.

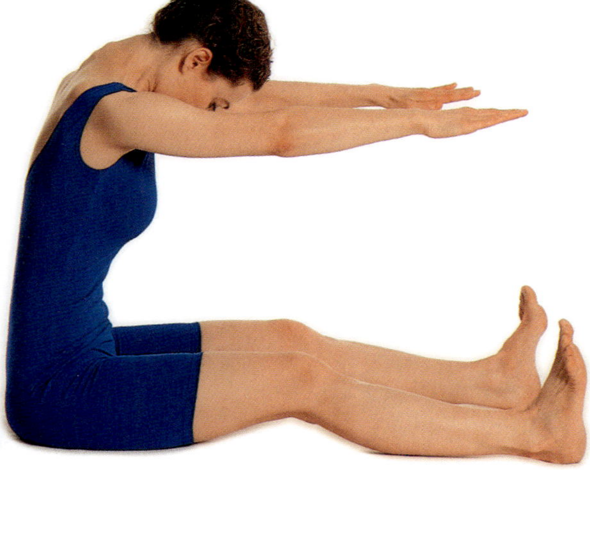

ÜBERGANG

Lassen Sie sich wieder auf die Matte zurückrollen, um mit dem Hauptprogramm zu beginnen.

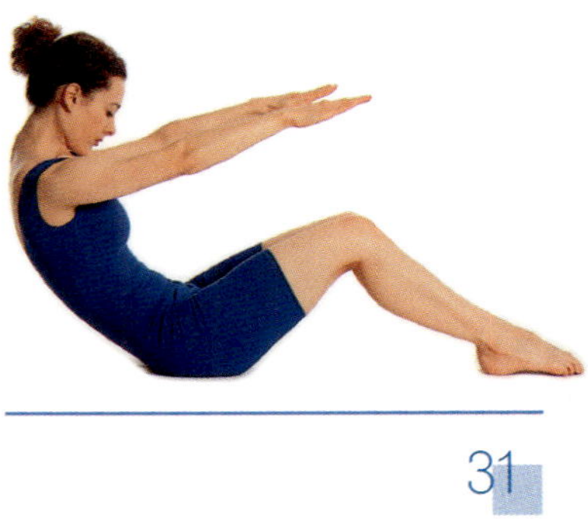

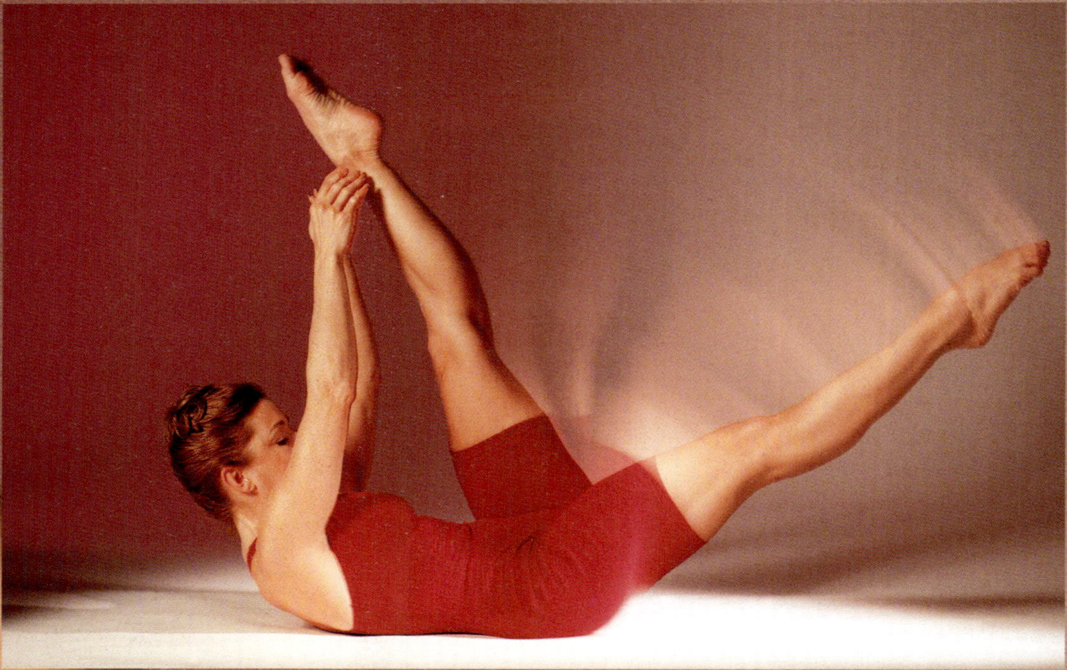

DAS HAUPTPROGRAMM

Dieser Teil enthält die sieben Übungen, die Sie im Grundprogramm gelernt haben, allerdings in der Version für Fortgeschrittene, wie Joseph Pilates sie ursprünglich entwickelt hatte. Außerdem finden Sie hier viele zusätzliche Übungen, die sich erst dann für Sie eignen, wenn Sie das Grundprogramm beherrschen.

Sie sollten mindestens sechs Durchläufe des Grundprogramms hinter sich haben, ehe Sie mit dem Hauptprogramm beginnen. Sobald Ihnen das Grundprogramm leichtfällt und Sie die Übun-gen mit Hilfe Ihres ›Powerhouse‹ gut im Griff haben, können Sie zum Hauptprogramm über-gehen. Ihre erste komplette Hauptprogramm-Trainingssitzung sollte aus den Fortgeschrittenen-Versionen der sieben Übungen bestehen, die Sie bereits gelernt haben, plus die drei neuen Übungen vor der *Rückendehnung vorwärts.* Anschließend nehmen Sie die neuen Übungen einfach in der Reihenfolge in Ihr Programm auf, in der sie hier vorgestellt werden, sobald Sie bereit dafür sind.

Ob Sie bereit sind, können Sie anhand Ihrer körperlichen Stärken und Schwächen entscheiden. Achten Sie auf die Reaktionen Ihres Körpers, wenn Sie eine neue Übung in Ihr Training aufnehmen. Wenn Sie beispielsweise das Gefühl haben, dass Ihre Kniesehnen verspannt sind, wird Ihnen die Übung *Ein gestrecktes Bein* anfangs vielleicht schwerfallen; wenn Ihre Körpermitte schwach ist, kann es sein, dass Sie bestimmte Übungen nicht ausführen können, ohne ein Hohlkreuz zu machen und damit einen Rückenschaden zu riskieren. Versuchen Sie daher, Bewegungen zu vermeiden, die Ihnen unangenehm sind oder die Sie überlasten. Wenn es für die betreffende Übung eine Anfänger-Variante gibt, praktizieren Sie diese einfach so lange, bis Ihre Muskelkraft gewachsen ist.

VISUALISATIONEN Die Visualisationen auf den oberen Seiten der Übungsanleitungen helfen Ihnen, ein Gespür für den richtigen Bewegungsablauf zu entwickeln und sich dessen schwieriger Aspekte bewusst zu werden. Nehmen Sie sich Zeit, alle Visualisationen zu lesen und zu praktizieren; Sie werden merken, dass Ihre Technik sich dadurch verbessert.

BEWEGUNGSFLUSS Das richtige Tempo und der fließende Übergang von einer Übung zur nächsten ist eines der wichtigsten Prinzipien des Hauptprogramms. Nutzen Sie die Informationen in der Rubrik ›Übergang‹, um mit möglichst geringem Bewegungsaufwand von einer Übung zur nächsten zu gelangen. Aus diesem Grund sollten Sie die Übungen der Kick-Serie in Seitenlage, die auf Seite 68 beginnt, erst alle mit einer Körperseite durchführen und danach mit der anderen. Auf diese Weise müssen Sie sich zwischendurch nicht unnötig umdrehen.

ZEIT- UND TRAININGSPLAN Es gibt keine feste Regel, wie oft Sie das Hauptprogramm absolvieren sollten. Joseph Pilates empfahl, es viermal pro Woche zu machen, um eine optimale Muskelkraft zu erreichen; Sie werden jedoch auch von dem Programm profitieren, wenn Sie es weniger häufig praktizieren. Falls Sie keine Zeit haben, das ganze Hauptprogramm innerhalb einer Trainingssitzung zu absolvieren, machen Sie einfach nur die ersten sieben Übungen, die Sie bereits im Grundprogramm gelernt haben. Manche Menschen beginnen ihren Tag gerne mit den *Hundert* (siehe Seite 34–35), um ihren Kreislauf anzuregen und richtig wach zu werden; andere machen fast jeden Tag das ganze Hauptprogramm.

Die Hundert

Dies ist eine Aufwärmübung. Die Armbewegungen regen den Kreislauf an, und durch die tiefen Atemzüge werden die Lungen gedehnt. Nach dieser Übung dürfte Ihre Körpertemperatur spürbar angestiegen sein.

Ziel

- Die Übung mit tiefer gesenkten Beinen (siehe unten) durchzuführen, um den Schwierigkeitsgrad zu steigern.

Beachten Sie

- Heben Sie Kopf und Schultern nur bis zur Unterseite Ihrer Schulterblätter von der Matte ab und schauen Sie auf Ihren Bauchnabel.
- Denken Sie daran, den Nabel einzuziehen und die Beine aus den Hüftgelenken heraus lang zu machen, während Sie die Arme nach vorn strecken.

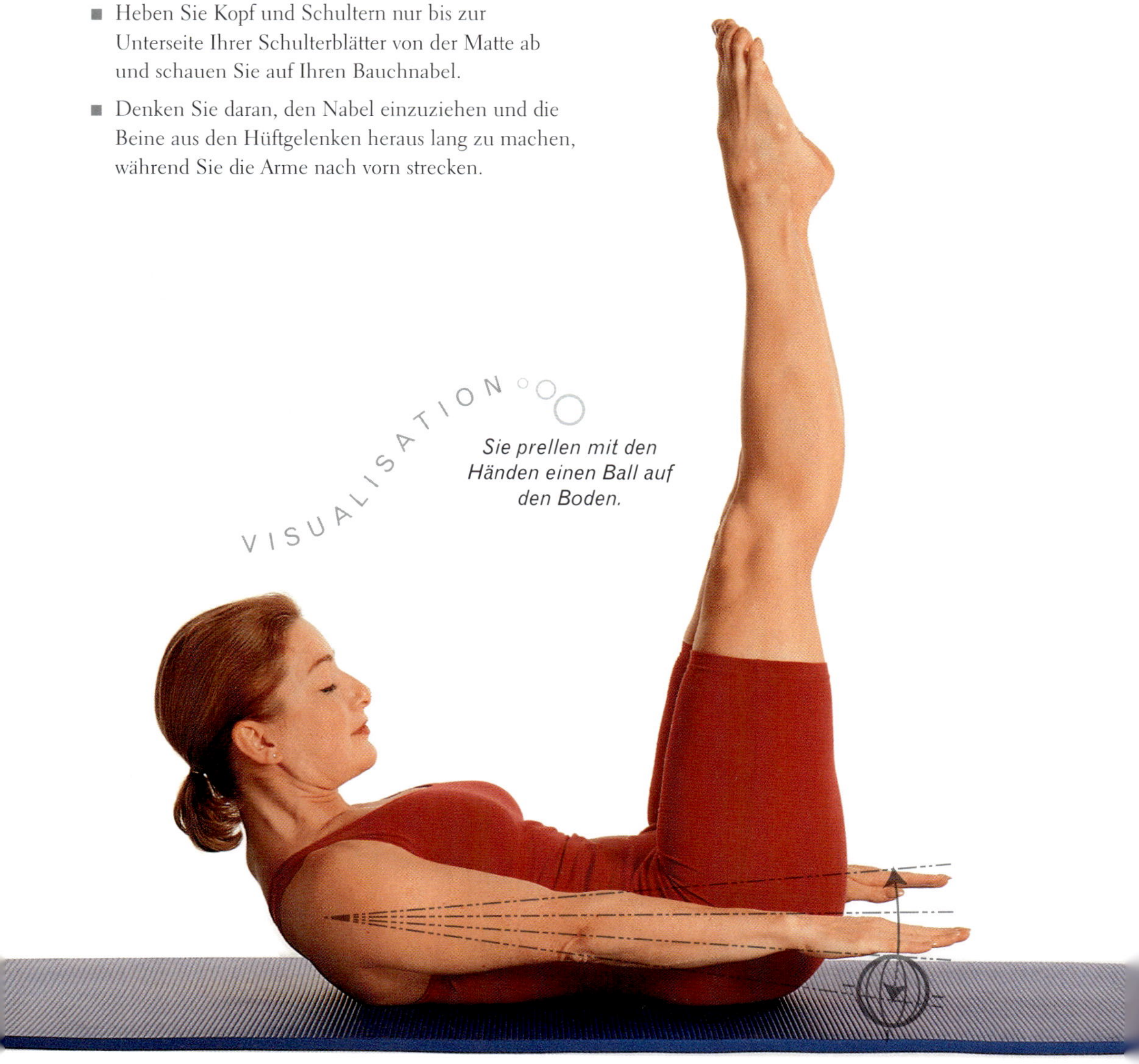
VISUALISATION
Sie prellen mit den Händen einen Ball auf den Boden.

1 Legen Sie sich hin. Ihre Arme sind neben dem Körper ausgestreckt, die Handflächen liegen auf der Matte. Beugen Sie die Beine, ziehen Sie sie zur Brust hoch und halten Sie sie leicht mit den Händen fest.
Ziehen Sie den Nabel kräftig in Richtung Wirbelsäule.

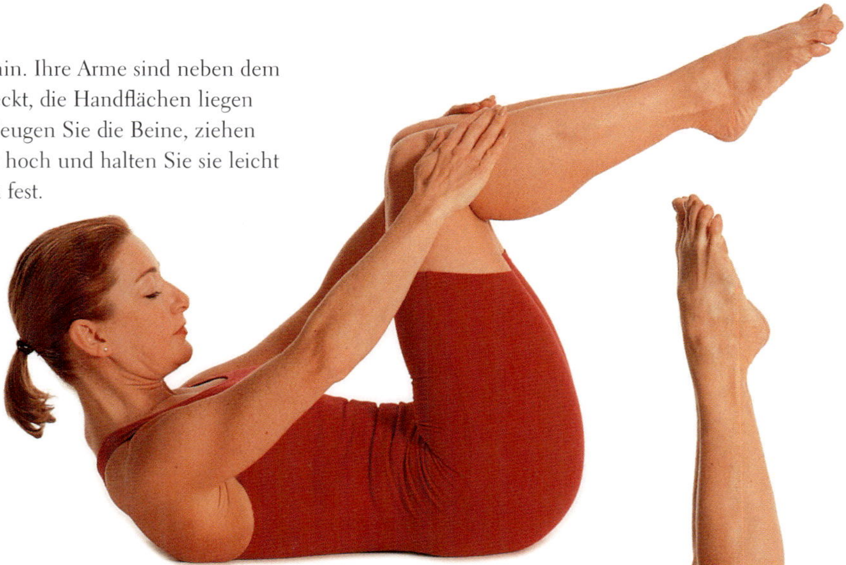

2 Strecken Sie die Beine zur Decke und spannen Sie dabei Ihre Körpermitte an. Ihre Beine sollten fest ›zusammenkleben‹. Heben Sie die Schulterblätter von der Matte ab und schauen Sie auf Ihren Nabel.
Bringen Sie Ihre ausgestreckten Arme in eine Linie mit den Schultern und bewegen Sie sie dann 5-mal schnell auf und ab, während Sie langsam einatmen und dabei auf 5 zählen. Wiederholen Sie diese Bewegung beim Ausatmen und zählen Sie dabei wieder auf 5.
Bis zu 10-mal wiederholen.

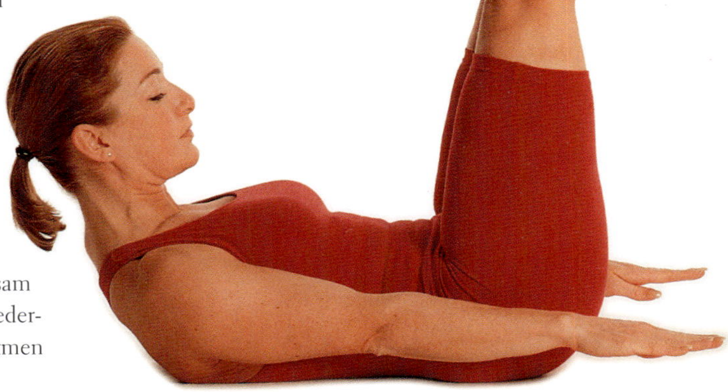

VARIANTE FÜR FORTGESCHRITTENE

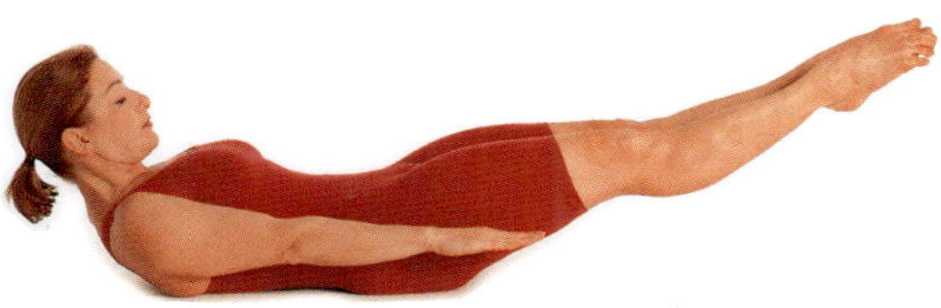

Sobald Sie mehr Kraft haben, senken Sie die Beine tiefer (maximal bis auf Augenhöhe), um Ihre Muskeln stärker zu beanspruchen. Achten Sie darauf, dass Ihr Rücken flach auf der Matte liegt und Sie sich nicht übermäßig anspannen müssen, um in dieser Position zu bleiben.

ÜBERGANG

Legen Sie den Kopf auf die Matte und ziehen Sie die Knie zur Brust. Sobald Sie bereit sind, strecken Sie die Beine auf der Matte aus. Als nächstes geht es mit dem Aufrollen **weiter.**

Aufrollen

In dieser Übung lernen Sie, mit Ihren Bauchmuskeln die Bewegung (Mobilisation) Ihrer Wirbelsäule zu steuern. Dadurch verbessert sich die Elastizität Ihres Rückens und Ihrer Kniesehnen.

Ziel

- Einen Wirbel nach dem anderen auf- und wieder abzurollen, indem Sie den Nabel in Richtung Wirbelsäule einziehen.

Beachten Sie

- Strecken und dehnen Sie Ihre Arme während des ganzen Auf- und Abrollens.
- Es ist wichtig, bei dieser Übung nicht die Beine von der Matte abzuheben.
- Lassen Sie Ihren Körper nicht vornübersacken. Bewegen Sie sich aus Ihrem ›Powerhouse‹ heraus; die Wirbelsäule bleibt dabei nach außen gekrümmt.
- Strecken Sie sich nicht so weit nach vorn, dass Sie die Kontrolle in der Körpermitte verlieren.

VISUALISATION

Ihre Wirbelsäule bildet beim Auf- und Vorwärtsrollen den Buchstaben C.

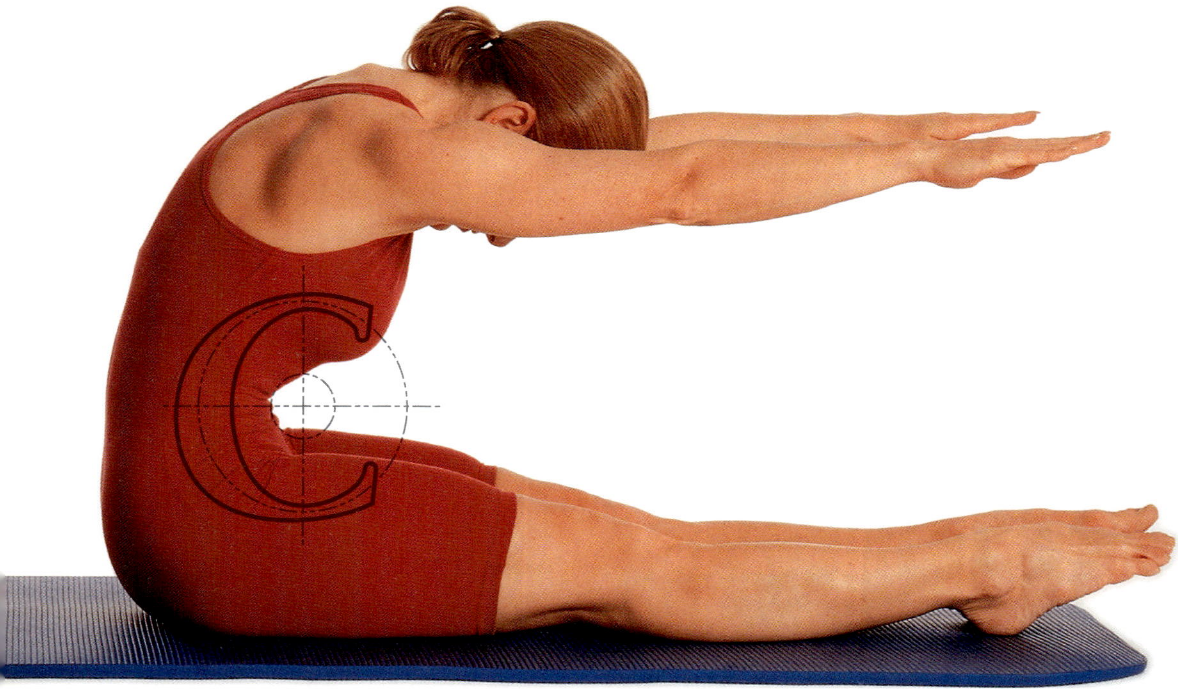

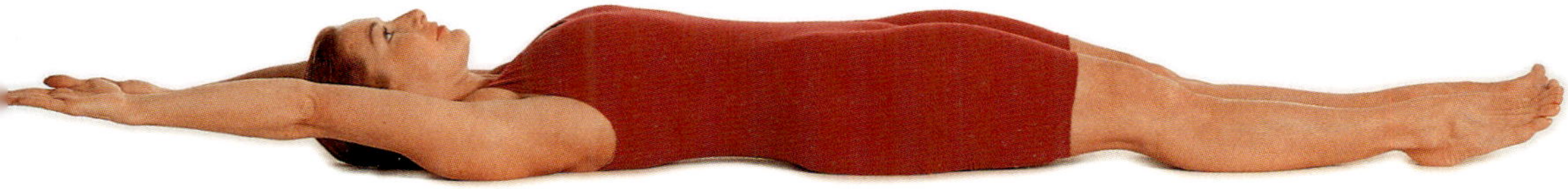

1 Sie liegen flach auf der Matte. Strecken Sie die Arme über den Kopf, bis sie in einer Linie mit Ihren Ohren liegen.

2 Atmen Sie ein und heben Sie die Arme dabei nach oben und nach vorn. Folgen Sie dieser Bewegung mit Ihrem Kopf und rollen Sie einen Wirbel nach dem anderen auf. Ziehen Sie den Nabel dabei kräftig in Richtung Wirbelsäule.

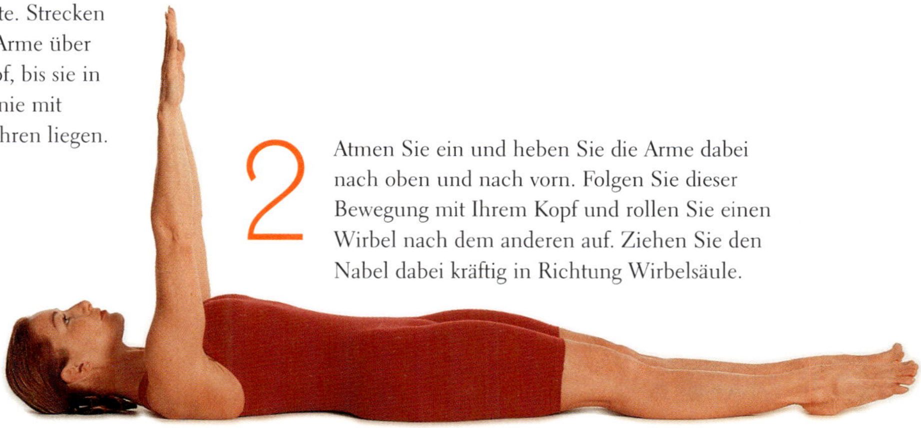

3 Rollen Sie Ihren Körper weiter auf und atmen Sie dabei aus. Schauen Sie auf Ihren Nabel und strecken Sie die Arme nach vorn, so dass Ihre Wirbelsäule eine Kurve in Form eines ›C‹ bildet.

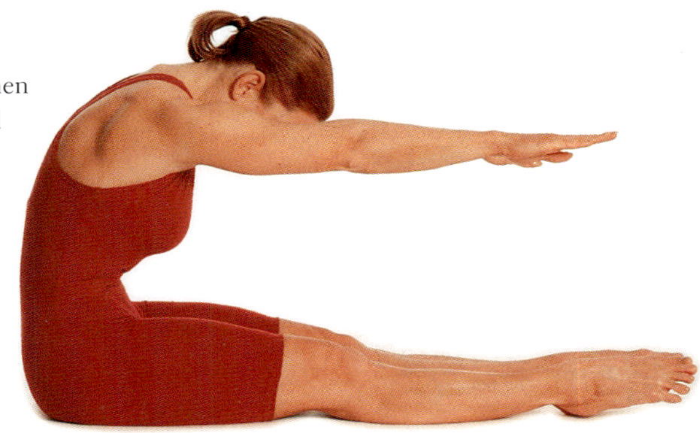

4 Beim Einatmen halten Sie die Arme weiterhin nach vorn gestreckt und rollen dann einen Wirbel nach dem anderen wieder ab. Schauen Sie dabei immer noch auf Ihren Nabel. Während des weiteren Abrollens atmen Sie aus. Schließlich strecken Sie die Arme wieder über den Kopf, bis sie auf einer Linie mit Ihren Ohren liegen. **3–5-mal wiederholen.**

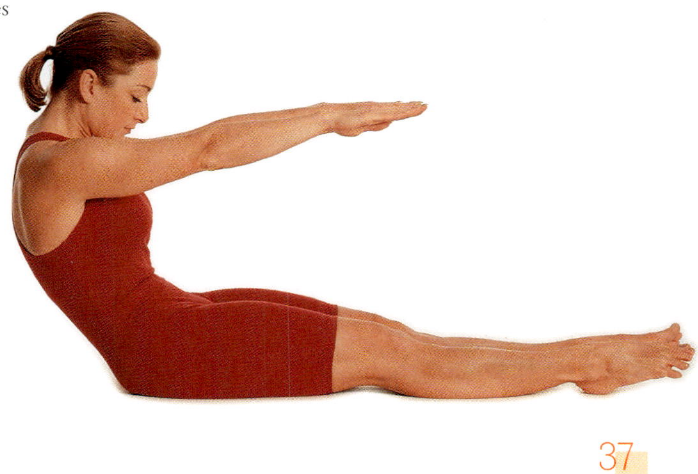

ÜBERGANG

Bleiben Sie auf der Matte liegen. Als nächstes folgt das Kreisen mit einem Bein.

Kreisen mit einem Bein

Diese Übung kräftigt und dehnt Ihre Hüftmuskulatur und formt gleichzeitig Ihre Beine.

Ziel

- Das Arbeitsbein beim Kreisen hoch über den Körper zu heben. Lassen Sie die Kreise fließen, vor allem bei der Aufwärtsbewegung.

Beachten Sie

- Ihre Hüften und das auf der Matte liegende Bein sollten sich beim Kreisen nicht hin und her bewegen.
- Spannen Sie den Fuß oder das Bein nicht an, wenn Sie es zur Decke strecken.
- Das auf der Matte liegende Bein sollte zentriert und ganz gerade ausgestreckt sein

1 Strecken Sie die Arme parallel zum Körper aus; die Handflächen zeigen nach unten. Auch die Beine sind auf der Matte ausgestreckt. Nun strecken Sie das rechte Bein zur Decke und drehen es dabei aus dem Hüftgelenk leicht nach außen. Der Fuß ist lang ausgestreckt.

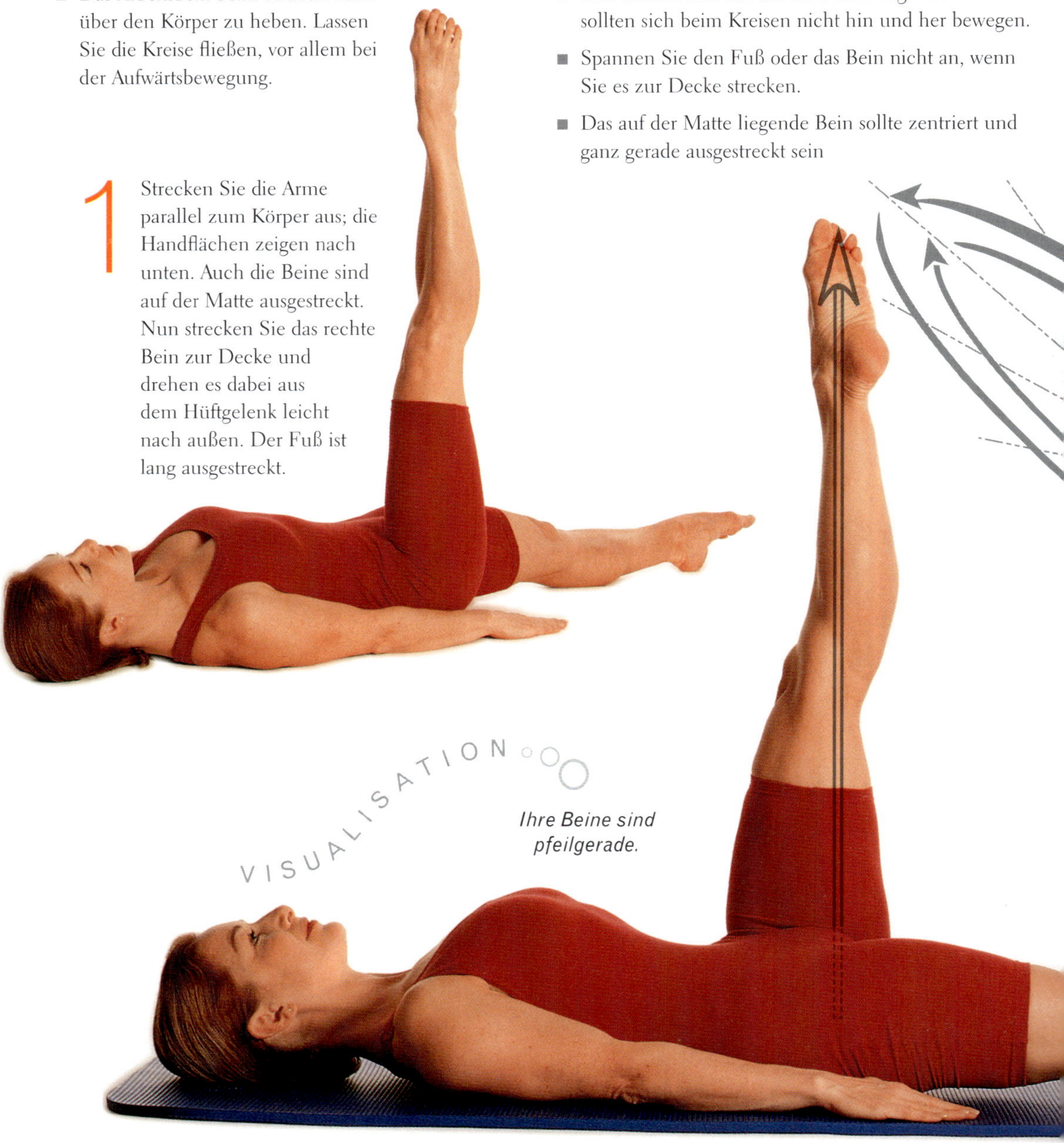

VISUALISATION

Ihre Beine sind pfeilgerade.

2 Zeichnen Sie mit dem rechten Bein einen Kreis im Gegenuhrzeigersinn. Machen Sie nach jedem Kreis eine Pause, und lassen Sie alle Kreisbewegungen von Ihrem ›Powerhouse‹ ausgehen. Atmen Sie beim Beginn der Bewegung ein und in deren Verlauf wieder aus. Ihr Becken ruht fest auf der Matte. **5-mal wiederholen.**

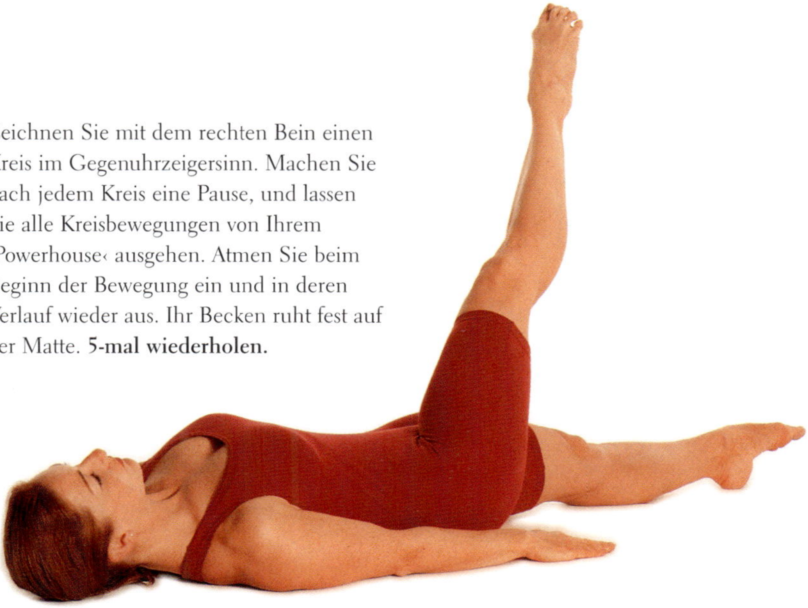

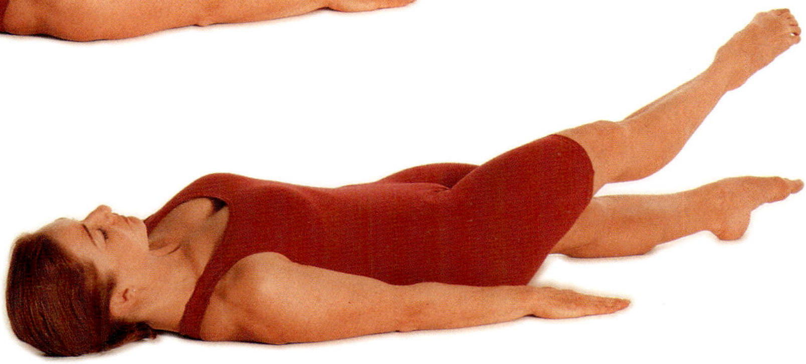

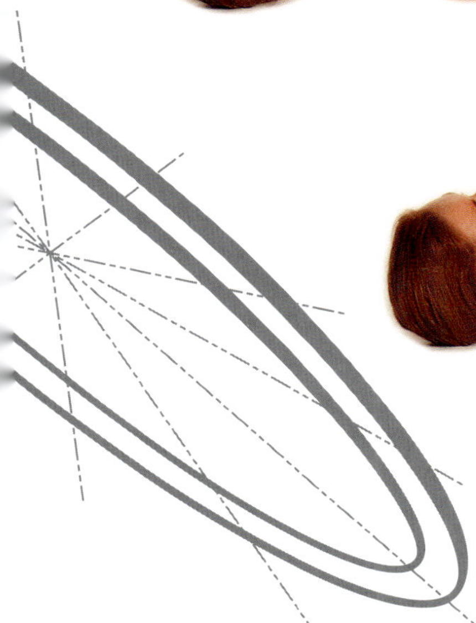

3 Jetzt machen Sie die umgekehrte Kreisbewegung: im Uhrzeigersinn nach unten, dann einwärts und wieder zur Ausgangsposition zurück. **5-mal wiederholen. Anschließend wiederholen Sie die Übung mit dem linken Bein.**

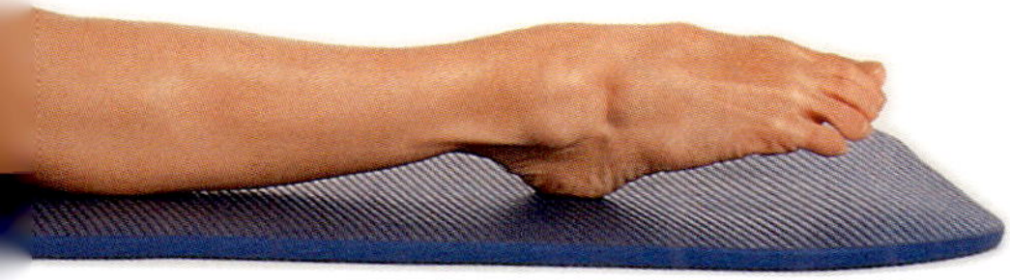

ÜBERGANG

Ziehen Sie die Knie zur Brust und strecken Sie die Beine dann auf der Matte aus. Rollen Sie Wirbel für Wirbel auf, bis Sie vorne auf der Matte sitzen. Nun sind Sie bereit für die Übung Rollen wie ein Ball.

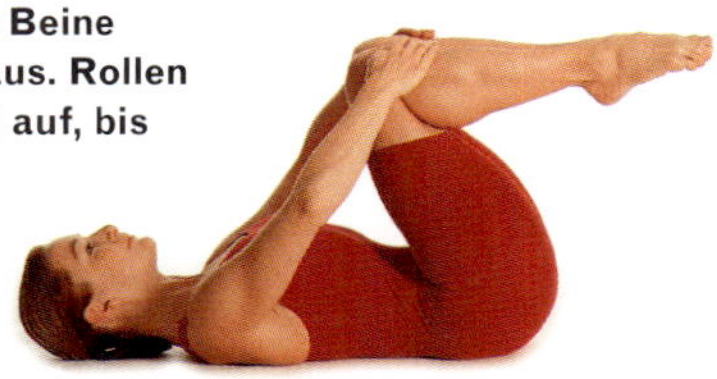

Rollen wie ein Ball

Diese Übung ist gut für Ihr Gleichgewicht und gleichzeitig eine hervorragende Massage für die Wirbelsäule. Steuern Sie die Bewegungen von Ihrer Körpermitte aus.

Ziel

- Mit Balance und Kontrolle zu rollen und mit Hilfe Ihres ›Powerhouse‹ eine gleichmäßige, fließende Bewegung zu erzielen.

Beachten Sie

- Halten Sie Ihre Fersen möglichst nah am Gesäß, damit die Bewegung nicht von Ihren Beinen ausgeht.
- Ihr Kopf sollte während des ganzen Bewegungsablaufs in der gleichen Position bleiben.

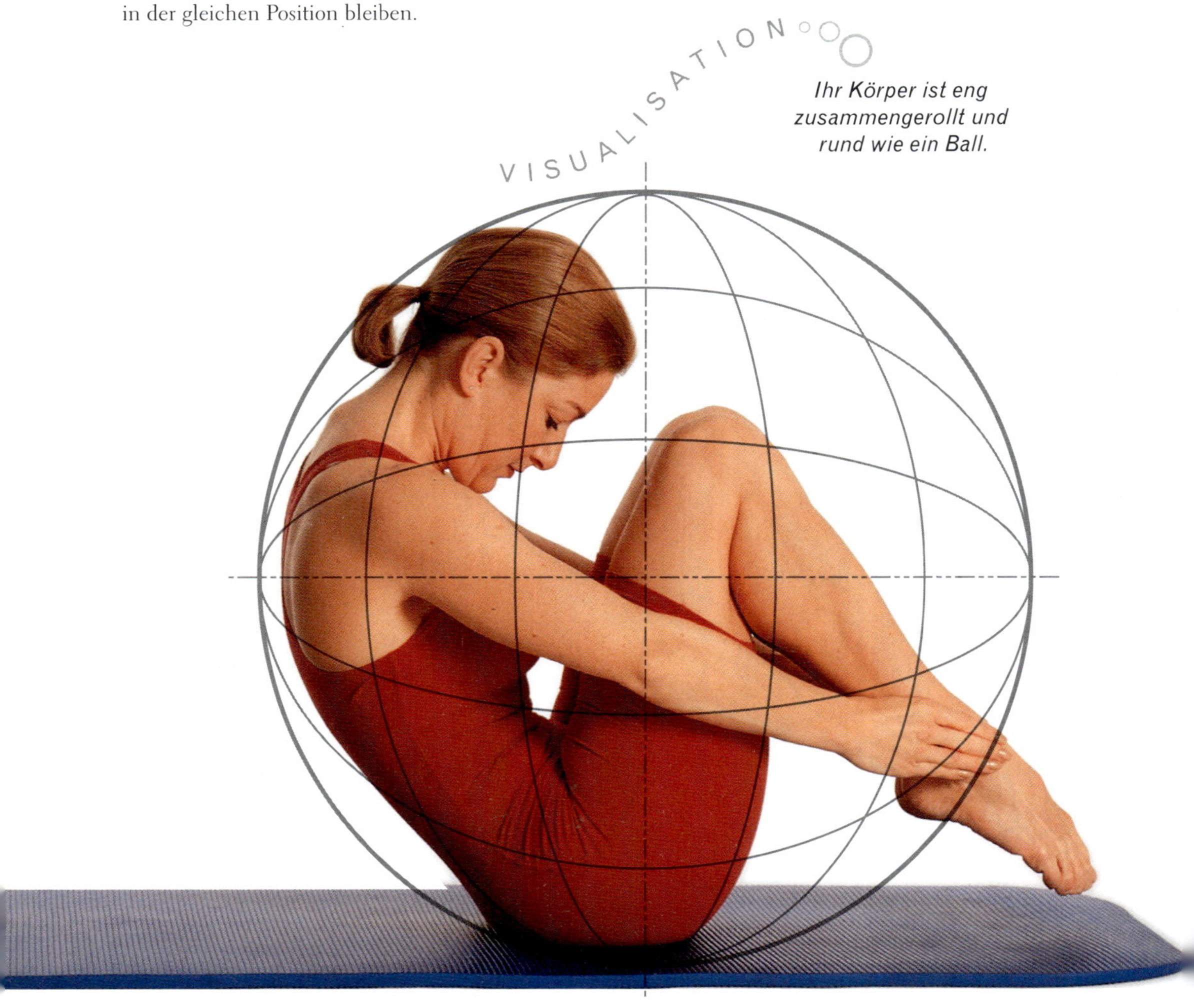
VISUALISATION
Ihr Körper ist eng zusammengerollt und rund wie ein Ball.

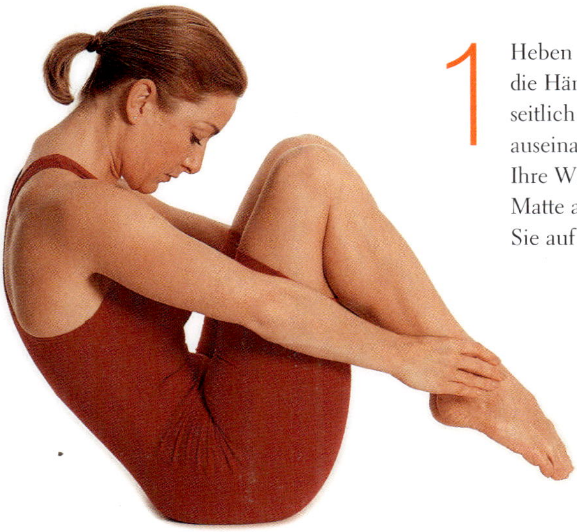

1 Heben Sie Ihr Gesäß zu den Fersen hin an und legen Sie die Hände um Ihre Fußknöchel. Die Ellbogen sind locker seitlich abgewinkelt, die Füße geschlossen, die Knie leicht auseinander. Das Kinn ruht auf der Brust. Krümmen Sie Ihre Wirbelsäule, heben Sie gleichzeitig die Füße von der Matte ab, lehnen Sie sich leicht zurück und balancieren Sie auf dem Steißbein.

2 Atmen Sie ein, konzentrieren Sie sich auf Ihren Nabel und rollen Sie dabei nach hinten auf den unteren Teil Ihrer Schulterblätter.

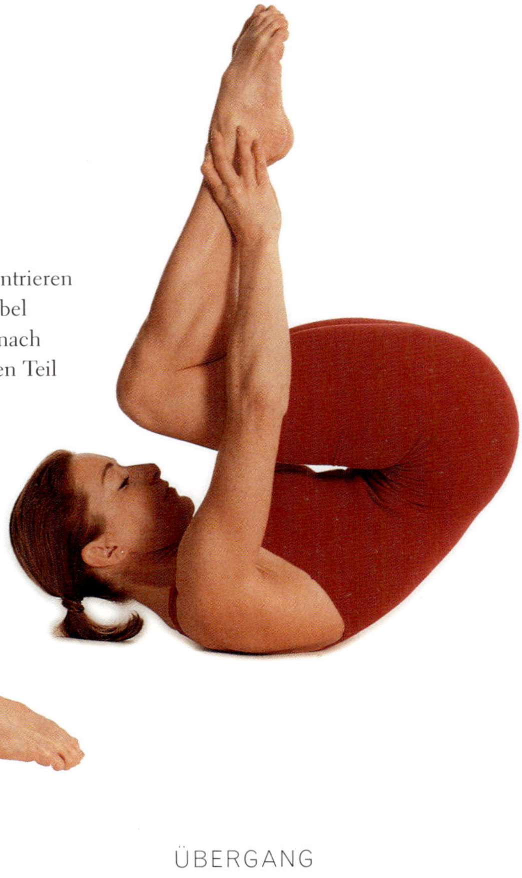

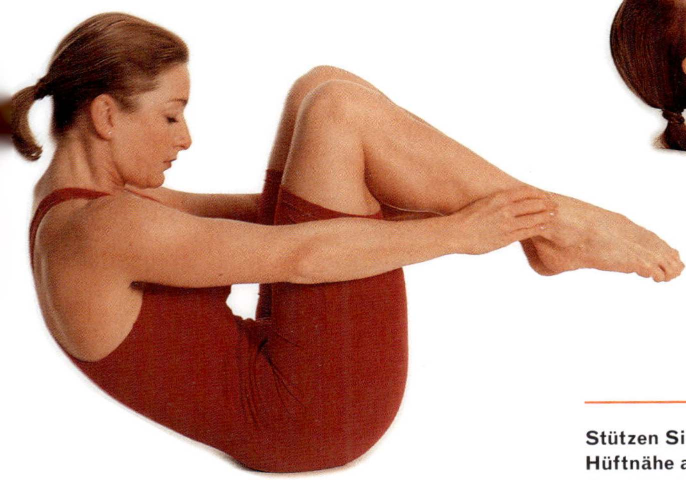

3 Rollen Sie aus Ihrem ›Powerhouse‹ heraus wieder in eine ausbalancierte Mittelposition. Atmen Sie dabei aus, und stellen Sie die Füße nicht auf der Matte ab.
6-mal wiederholen.

ÜBERGANG

Stützen Sie die Hände in Hüftnähe auf und heben Sie sich vom Boden ab, um weiter hinten, in der Mitte der Matte zu sitzen zu kommen. Rollen Sie einen Wirbel nach dem anderen ab. Nun sind Sie bereit für die Dehnung mit einem Bein.

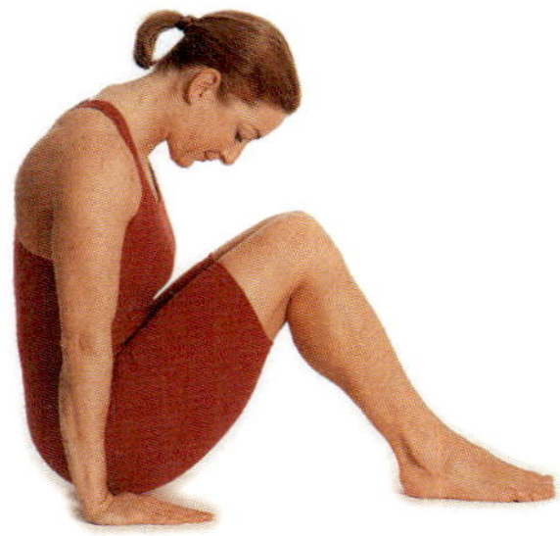

Dehnung mit einem Bein

Dies ist die erste Übung der Bauch-Serie. Sobald Sie etwas trainierter sind, machen Sie die folgenden fünf Übungen in einem Fluss, ohne dabei die Position Ihres Rumpfes zu verändern. Diese Übung ist ausgezeichnet, um Ihre Bauchmuskeln in Form zu bringen. Außerdem lernen Sie dabei, Ihre Körperhaltung zu korrigieren.

Ziel

- Sobald Ihre Muskelkraft wächst, versuchen Sie, den unteren Fuß möglichst tief der Matte entlang auszustrecken, um Ihr Bein zu dehnen.

Beachten Sie

- Hüften, Knie und Füße sollen sich bei dieser Übung auf einer Linie befinden.

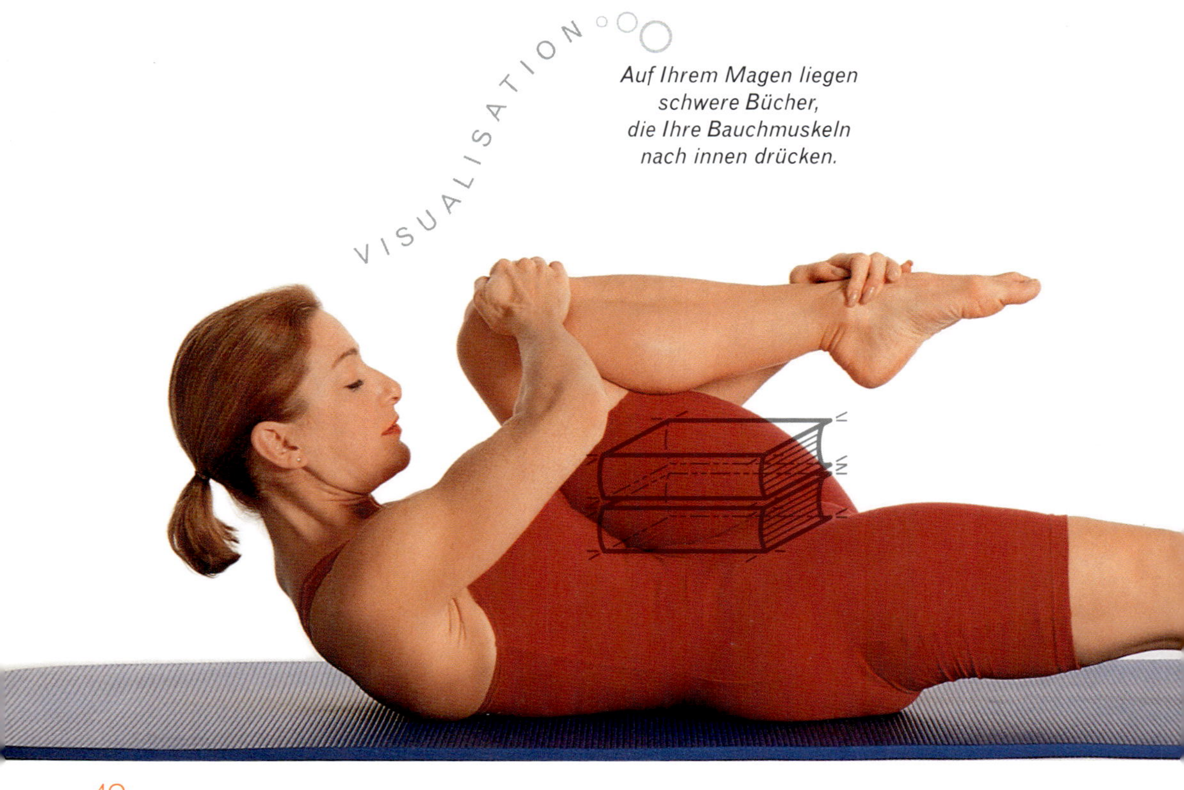
VISUALISATION
Auf Ihrem Magen liegen schwere Bücher, die Ihre Bauchmuskeln nach innen drücken.

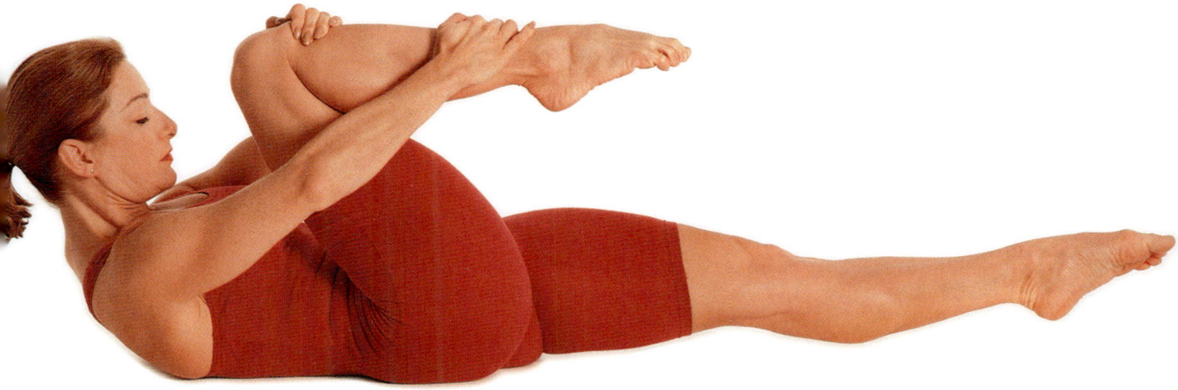

1 Ziehen Sie das rechte Knie zur Brust hin. Legen Sie die linke Hand auf das rechte Knie und die rechte Hand an die Außenseite des Fußknöchels. Die Ellbogengelenke sind dabei nicht durchgedrückt, sondern locker. Heben Sie das linke Bein ausgestreckt von der Matte ab, und zwar in einem solchen Winkel, dass Ihr Rücken flach bleibt. Schieben Sie das Kinn zur Brust hin, heben Sie die Schultern von der Matte ab, ziehen Sie den Nabel kräftig in Richtung Wirbelsäule und atmen Sie dabei ein.

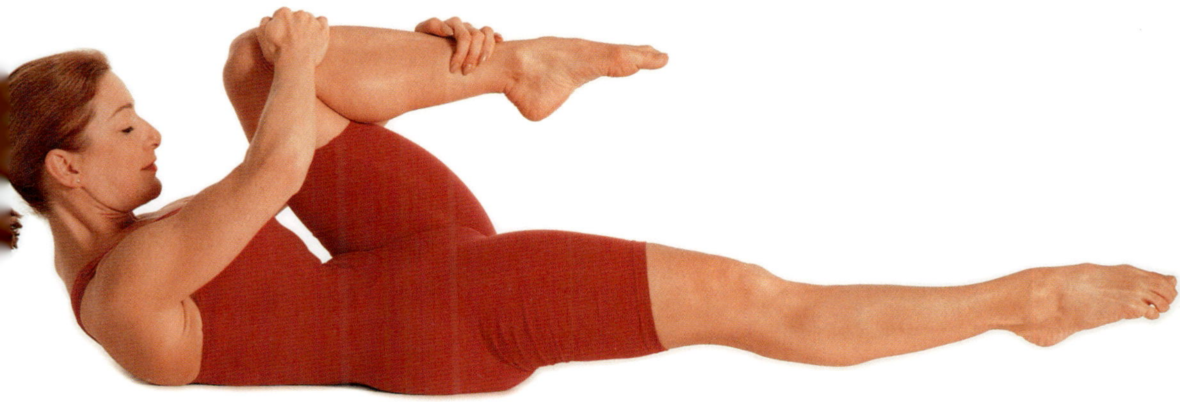

2 Wechseln Sie die Position Ihrer Beine und Hände. Ihr Rumpf sollte sich dabei nicht mitbewegen; Ihr Rücken ›klebt‹ an der Matte.
Das ist ein Übungsdurchgang. Atmen Sie aus, während Sie ihn wiederholen. **Machen Sie insgesamt 10 Durchgänge.**

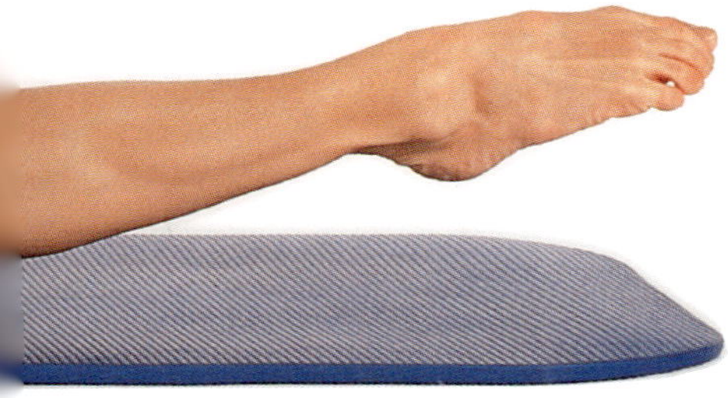

ÜBERGANG

Ziehen Sie beide Knie zur Brust und bleiben Sie in dieser Position, bis sie bereit sind für die Dehnung mit beiden Beinen.

Dehnung mit beiden Beinen

Dies ist eine Atemübung, die den Körper vom ›Powerhouse‹ aus in beiden Richtungen dehnt. Sie brauchen eine starke Körpermitte, um die Übung richtig auszuführen.

Ziel

- Wenn Sie eine kräftige Körpermitte haben, können Sie die Beine tiefer in Richtung Matte senken, um Ihre Muskeln stärker zu fordern (siehe Foto gegenüber).

Beachten Sie

- Lassen Sie den Kopf bei dieser Übung nicht nach hinten fallen – er sollte während des ganzen Bewegungsablaufs in derselben Position bleiben.
- Es ist wichtig, Ihren Rumpf an die Matte zu ›kleben‹, indem Sie Ihre Körpermitte anspannen, während Sie Arme und Beine dehnen.

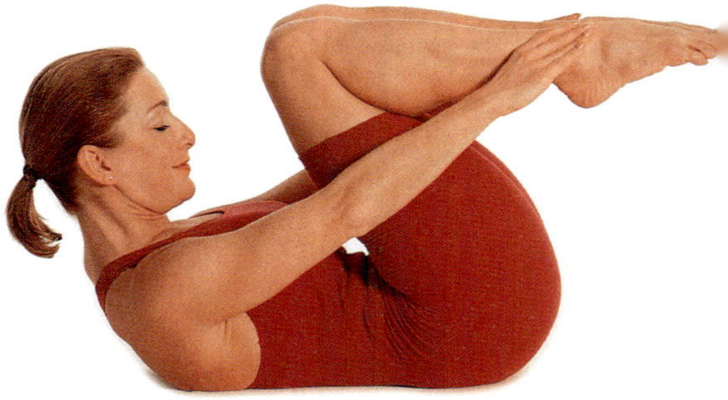

1 Legen Sie die Hände um Ihre Fußknöchel. Drücken Sie das Kinn in Richtung Brust, heben Sie die Schultern von der Matte ab und ziehen Sie den Bauchnabel kräftig ein.

VISUALISATION

Ihr Körper wird in beiden Richtungen gedehnt.

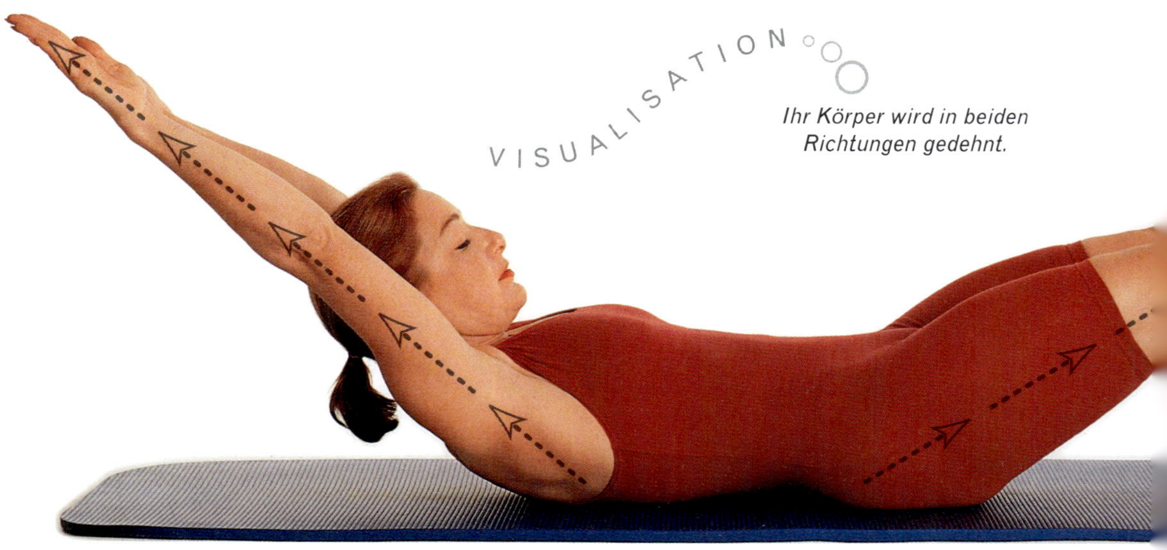

2 Atmen Sie langsam ein, während Sie die Arme über den Kopf strecken, bis sie sich auf einer Linie mit Ihren Ohren befinden. Gleichzeitig heben Sie die gestreckten Beine in einem Winkel von 45° von der Matte ab. Drücken Sie sie fest zusammen, indem Sie die Muskeln im Gesäß und an der Innenseite Ihrer Schenkel anspannen.

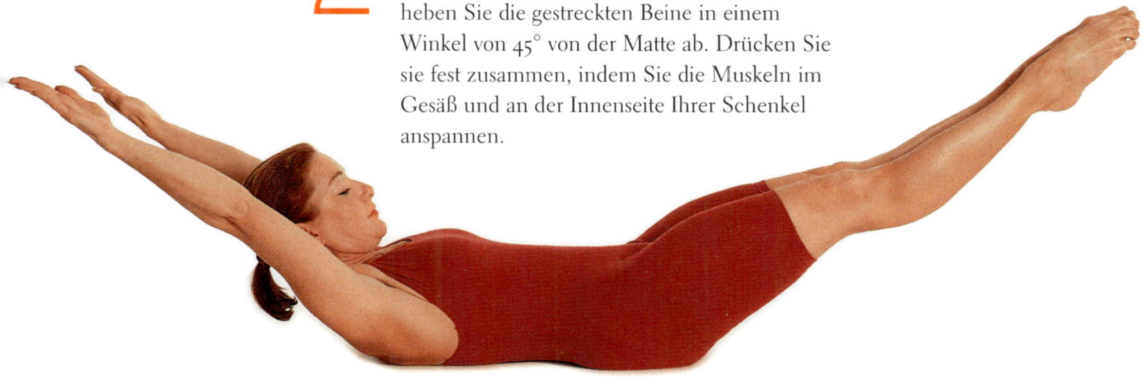

3 Atmen Sie aus und führen Sie dabei die Arme seitlich am Körper vorbei zu Ihren Fußknöcheln. Gleichzeitig ziehen Sie die Beine in Richtung Brustkorb (achten Sie dabei darauf, sie weiterhin fest zusammen-zudrücken), bis Sie wieder in Ihrer Ausgangsposition sind. **5–10-mal wiederholen.**

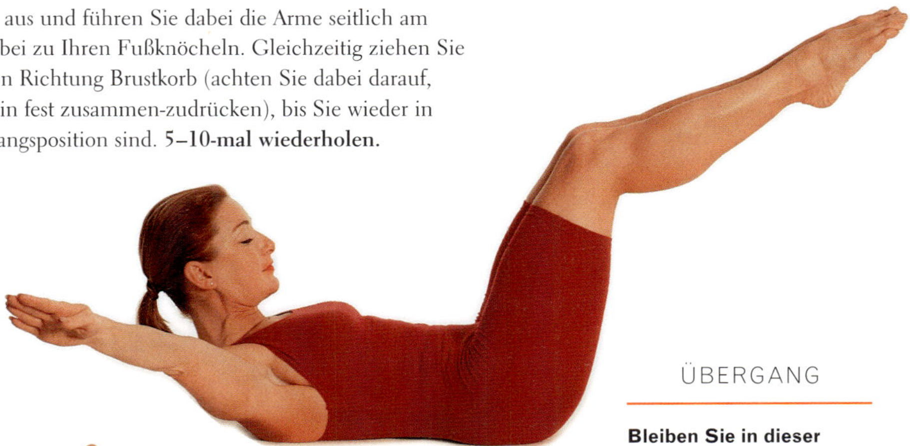

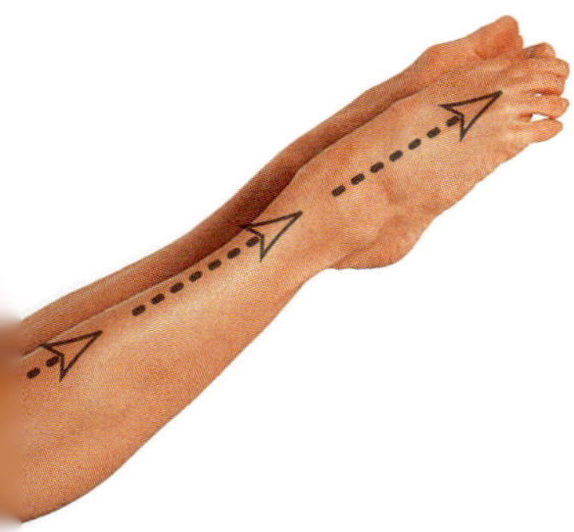

ÜBERGANG

Bleiben Sie in dieser Position. Als nächstes kommt die Übung Ein gestrecktes Bein.

VARIANTE FÜR FORTGESCHRITTENE

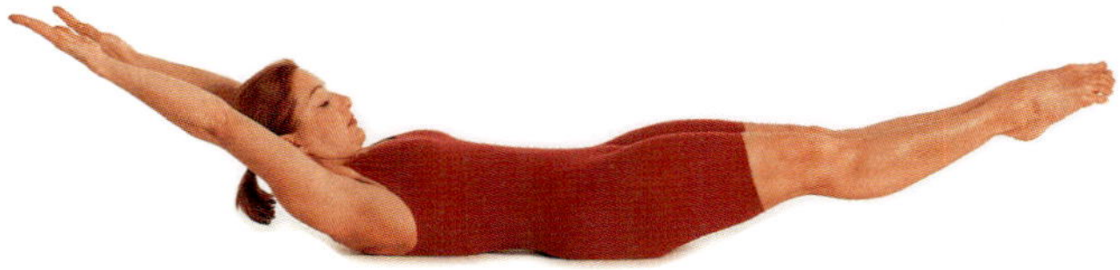

Sobald Ihre Kraft wächst, senken Sie die Beine tiefer, damit Ihre Muskeln mehr arbeiten müssen (aber nicht tiefer als bis auf Augenhöhe). Achten Sie darauf, dass Ihr Rücken flach auf der Matte liegenbleibt und Sie sich nicht verkrampfen, um in dieser Position zu bleiben.

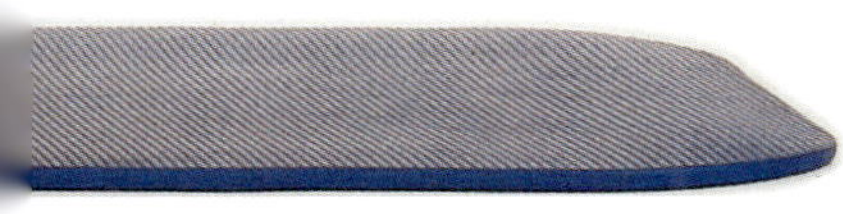

Ein gestrecktes Bein

Diese Übung dehnt die Hinterseiten Ihrer Beine und stärkt die Bauchmuskulatur.

Ziel

- Sobald Sie mehr Kontrolle über Ihren Körper haben, wechseln Sie die Beine schneller und ändern Sie Ihr Atemmuster: Atmen Sie zwei Durchgänge lang ein und zwei Durchgänge lang aus.

Beachten Sie

- Ihr Rumpf ›klebt‹ während der ganzen Übung an der Matte.
- Achten Sie darauf, dass Ihre Beine parallel zur Körperachse bleiben.
- Wenn Sie die Arme ausstrecken, um Ihr Bein zu halten, verschränken Sie die Finger nicht ineinander – Sie müssen die Hände leicht wechseln können.
- Heben Sie Kopf und Nacken maximal bis zum unteren Rand Ihrer Schulterblätter von der Matte ab, wenn Sie die Arme heben, um Ihre Knöchel zu umfassen.
- Die Ellbogen sind während der ganzen Übung nicht duchgedrückt, sondern locker und entspannt.

VISUALISATION

Ihre Beine sind starr und gerade wie die Zeiger einer Uhr

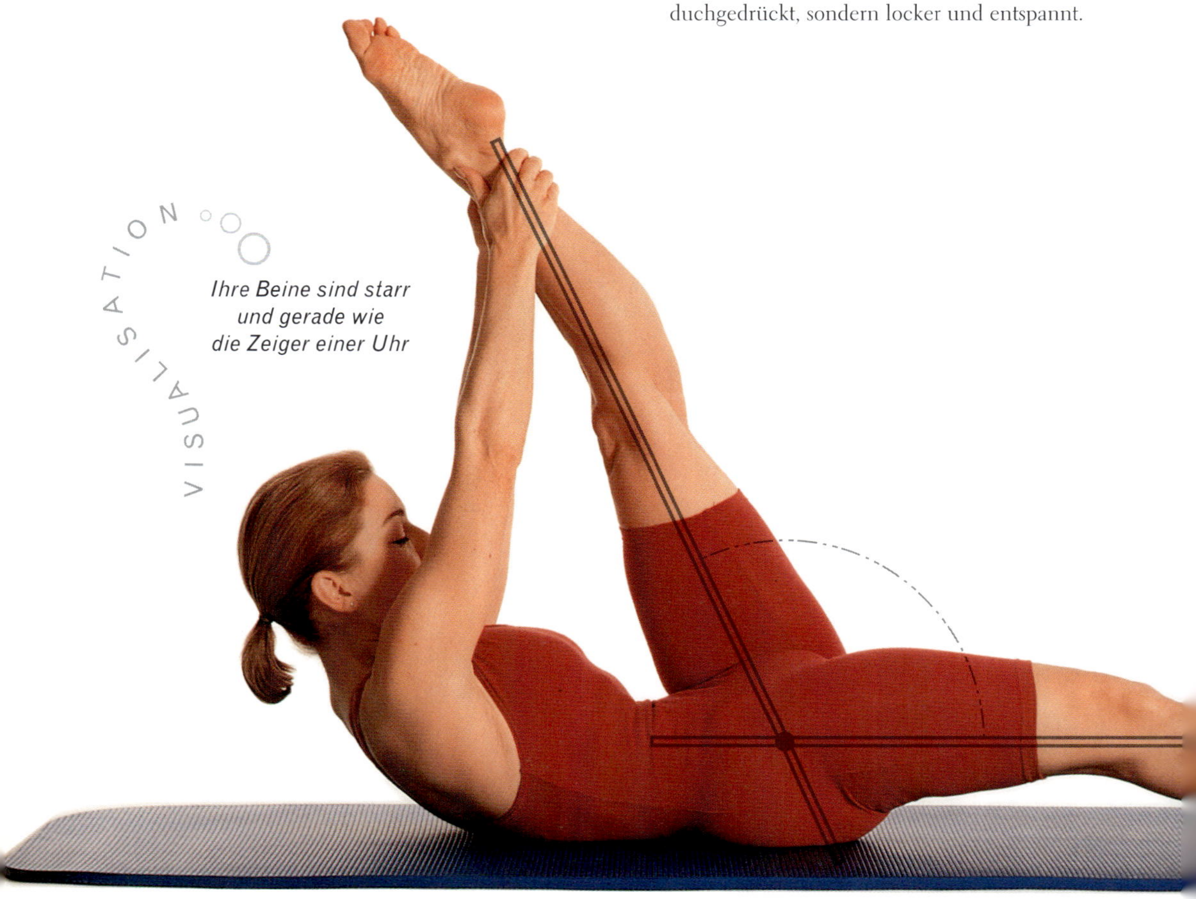

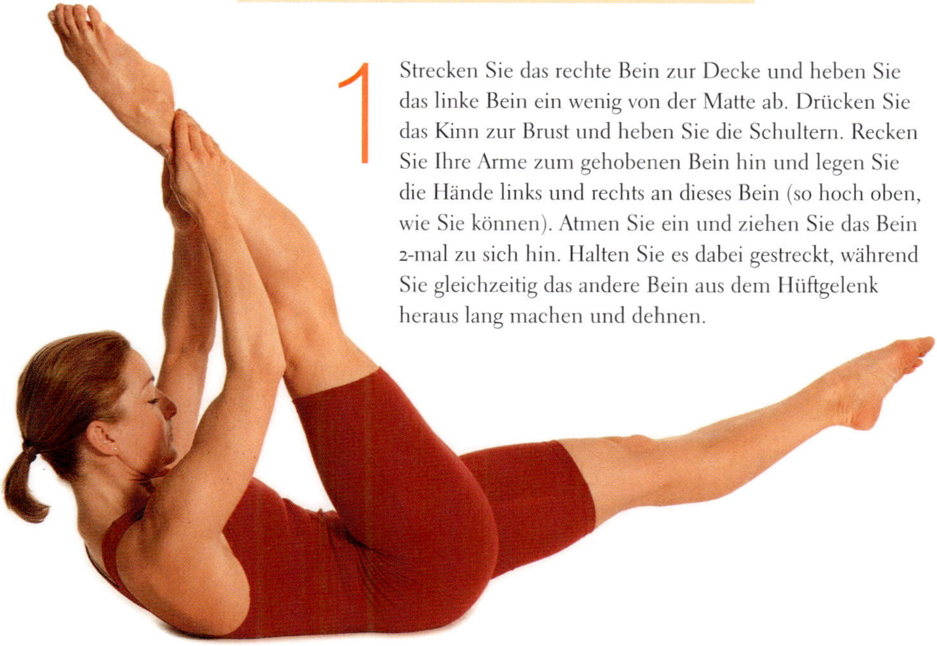

1 Strecken Sie das rechte Bein zur Decke und heben Sie das linke Bein ein wenig von der Matte ab. Drücken Sie das Kinn zur Brust und heben Sie die Schultern. Recken Sie Ihre Arme zum gehobenen Bein hin und legen Sie die Hände links und rechts an dieses Bein (so hoch oben, wie Sie können). Atmen Sie ein und ziehen Sie das Bein 2-mal zu sich hin. Halten Sie es dabei gestreckt, während Sie gleichzeitig das andere Bein aus dem Hüftgelenk heraus lang machen und dehnen.

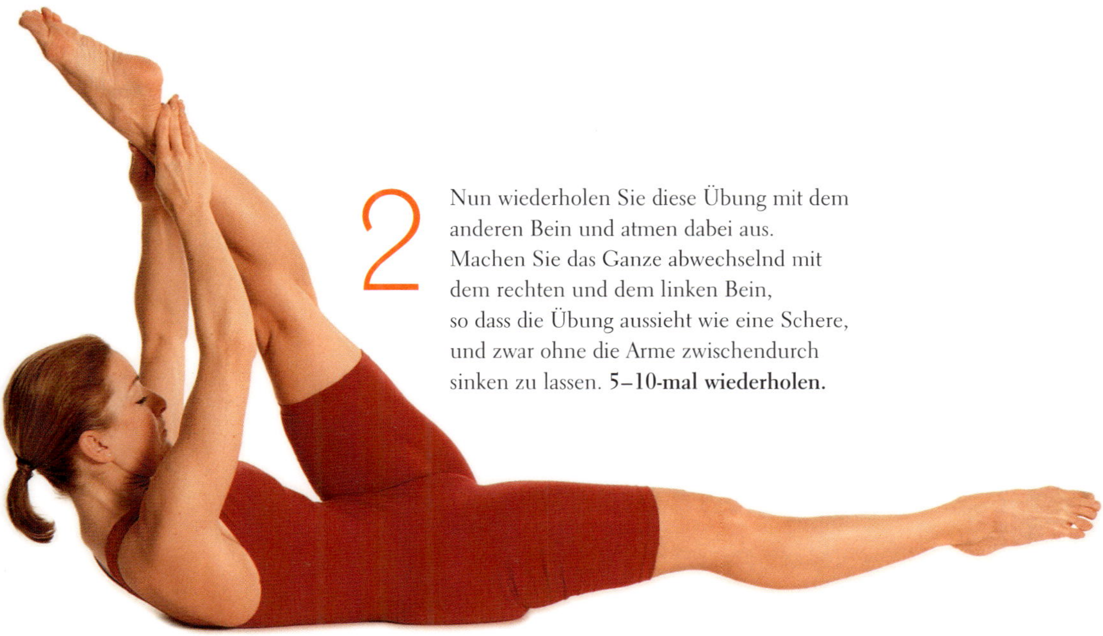

2 Nun wiederholen Sie diese Übung mit dem anderen Bein und atmen dabei aus. Machen Sie das Ganze abwechselnd mit dem rechten und dem linken Bein, so dass die Übung aussieht wie eine Schere, und zwar ohne die Arme zwischendurch sinken zu lassen. **5–10-mal wiederholen.**

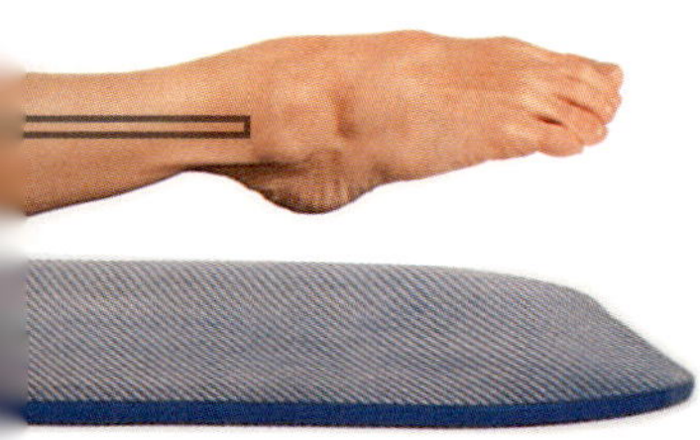

ÜBERGANG

Ziehen Sie die Knie zur Brust und bleiben Sie in dieser Position. Jetzt sind Sie bereit für die Zwei gestreckten Beine.

Zwei gestreckte Beine

Dies ist die vierte Übung der Bauch-Serie und ein hervorragendes Training für Ihr ›Powerhouse‹.

Ziel

- Sobald Ihr ›Kraftzentrum‹ stark genug ist, können Sie die Beine tiefer zur Matte senken, um den Schwierigkeitsgrad zu erhöhen (siehe Foto gegenüber).

Beachten Sie

- Versuchen Sie, die Beine nicht nach unten sinken zu lassen. Heben Sie sie schnell, aber kontrolliert von der Matte ab.
- Verschränken Sie die Finger nicht hinter dem Kopf.
- Achten Sie darauf, Ihre Ellbogen locker zu halten

1 Legen Sie die Hände hinter den Kopf, so dass Ihre Fingerspitzen sich berühren oder eine Hand über der anderen liegt. Heben Sie die Beine in einem Winkel von 90° von der Matte ab; Schenkel und Fersen sind dabei aneinandergedrückt, die Gesäßmuskeln angespannt. Drücken Sie das Kinn zur Brust und ziehen Sie die Bauchmuskeln ein, während Sie die Schultern von der Matte abheben.

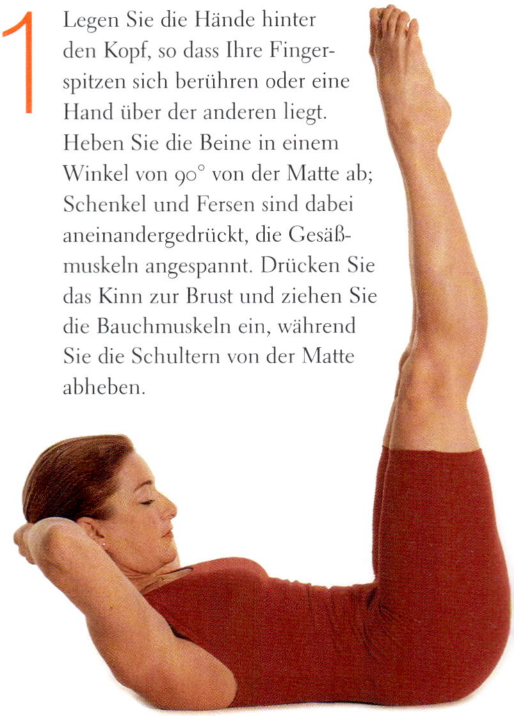

VISUALISATION

Sie haben ein Blatt Papier zwischen die Schenkel geklemmt.

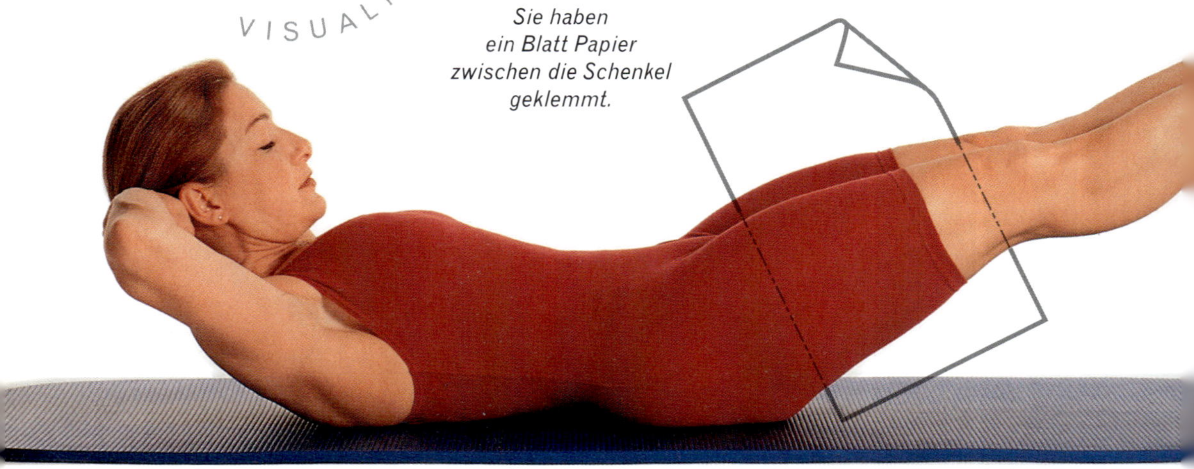

2 Atmen Sie ein und senken Sie die Beine um etwa 45° zur Matte hin. Bewegen Sie sich dabei kontrolliert aus der Körpermitte heraus.

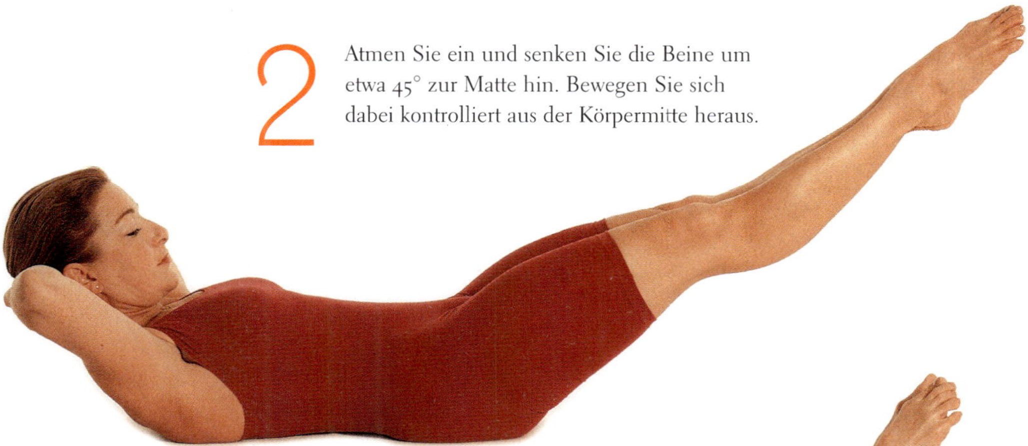

3 Bringen Sie die Beine beim Ausatmen wieder in die Ausgangsposition, und zwar etwas schneller, als Sie die Abwärtsbewegung ausgeführt haben. **5–10-mal wiederholen.**

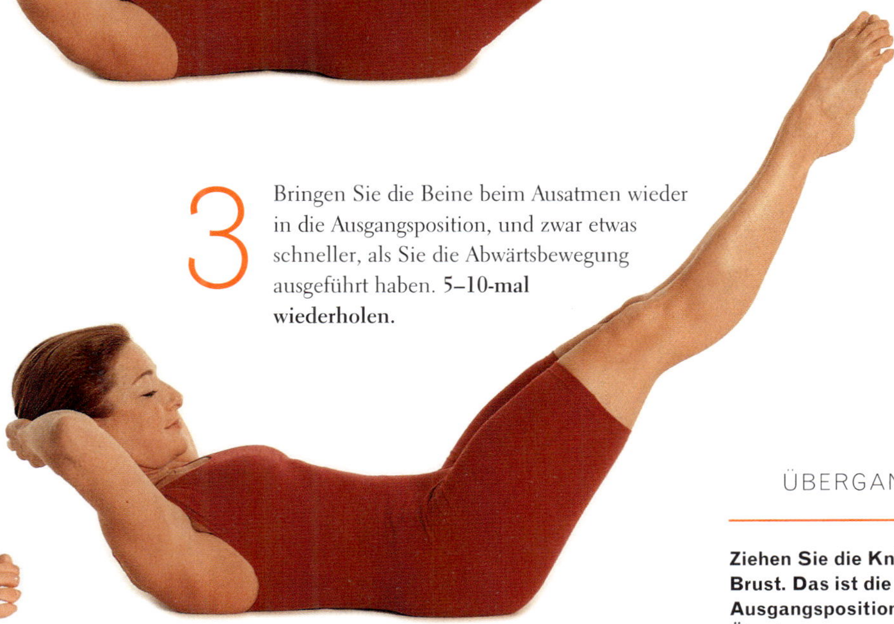

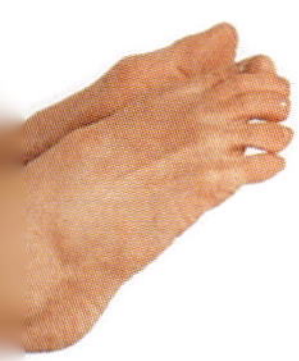

ÜBERGANG

Ziehen Sie die Knie zur Brust. Das ist die Ausgangsposition für das Überkreuzen.

VARIANTE FÜR FORTGESCHRITTENE

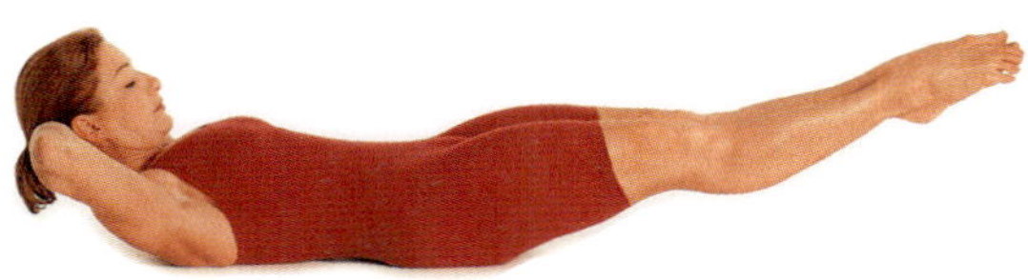

Sobald Ihre Kraft wächst, senken Sie die Beine tiefer, damit Ihre Muskeln mehr arbeiten müssen (aber nicht unter Augenhöhe). Achten Sie darauf, dass Ihr Rücken flach auf der Matte liegenbleibt und Sie sich nicht verkrampfen, um diese Position zu halten.

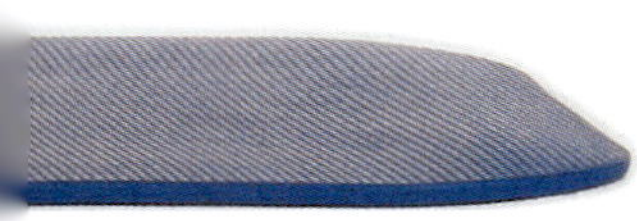

Überkreuzen

Das **Überkreuzen** ist die letzte Übung der Bauch-Serie. Es konzentriert sich auf eine Muskelgruppe, die als äußere schräge Bauchmuskeln bezeichnet werden und dazu beitragen, Ihre Taille zu formen.

Ziel

- Den Oberkörper so weit wie möglich zu drehen und die Ellbogen dabei abgewinkelt zu halten.

Beachten Sie

- Drehen Sie sich aus der Taille und nicht aus den Schultern heraus.
- Ihr Unterkörper sollte bei dieser Drehbewegung zentriert bleiben. Versuchen Sie, nicht von links nach rechts zu schaukeln.
- Falls Sie feststellen, dass Sie beim Abheben des unteren Beins um 45° ein Hohlkreuz machen, heben Sie das Bein höher, bis Ihr Rücken flach auf der Matte liegt.

VORSICHT

Falls Ihr Nacken oder Ihr Kreuz schwach ist, lassen Sie diese Übung so lange weg, bis Sie mehr Muskelkraft haben.

VISUALISATION

Ihre Taille spult sich zur Seite auf und entrollt sich dann wieder.

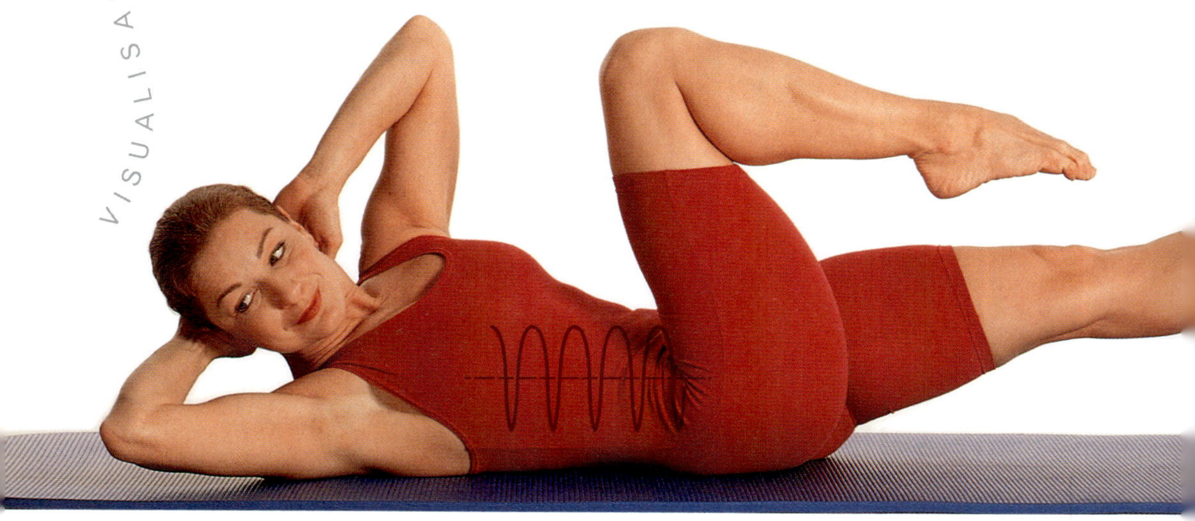

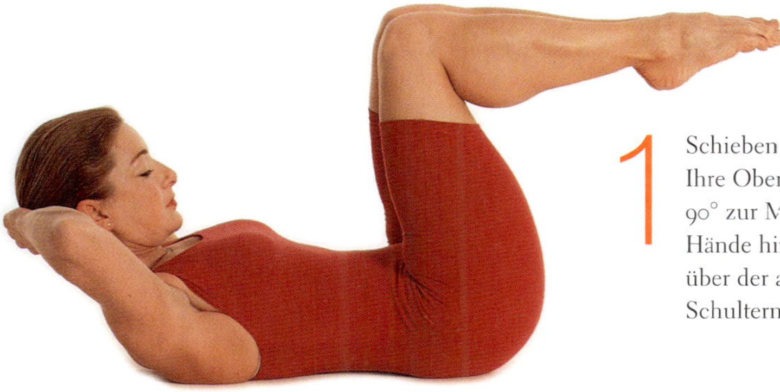

1 Schieben Sie die Knie nach vorn, bis Ihre Oberschenkel einen Winkel von 90° zur Matte bilden. Legen Sie die Hände hinter den Kopf, eine Hand über der anderen, und heben Sie die Schultern von der Matte ab.

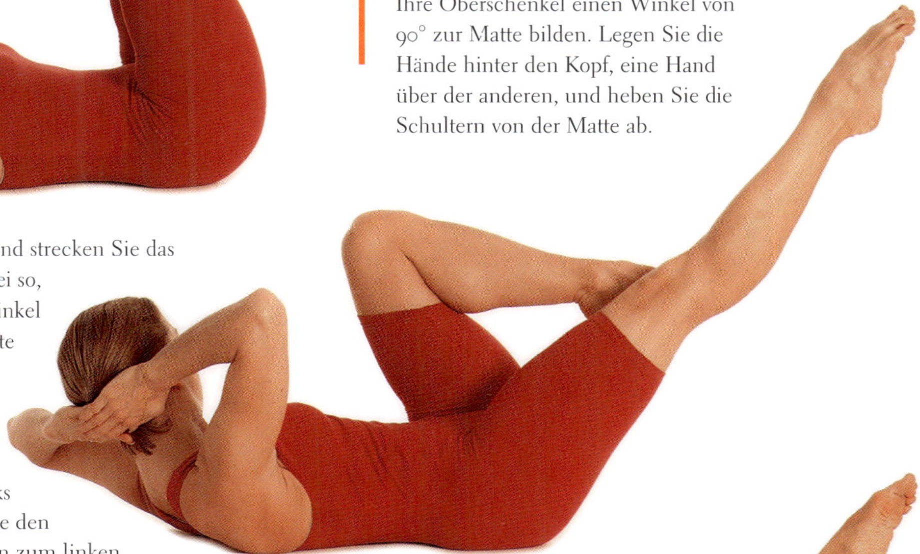

2 Atmen Sie ein und strecken Sie das rechte Bein dabei so, dass es einen Winkel von 45° zur Matte bildet. Drehen Sie den Oberkörper aus der Taille heraus nach links und schieben Sie den rechten Ellbogen zum linken Knie hin. Atmen Sie aus und schauen Sie dabei auf Ihren linken Ellbogen. Beide Ellbogen sollten weit abgewinkelt sein.

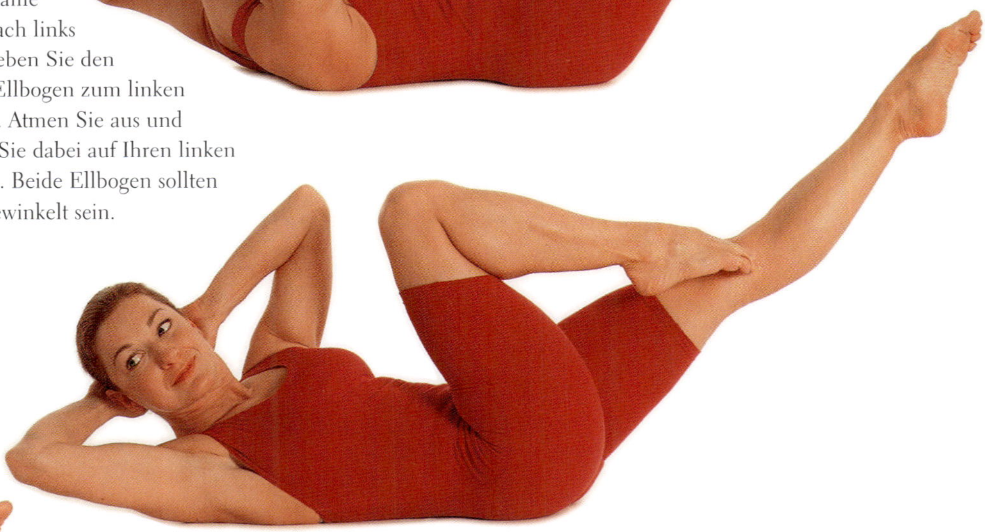

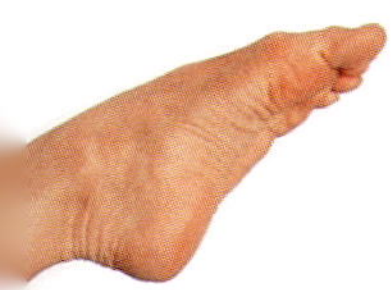

3 Atmen Sie ein, wechseln Sie dabei die Beine und drehen Sie den Oberkörper zur anderen Seite. Schauen Sie dabei auf Ihren rechten Ellbogen. **5–10-mal wiederholen.**

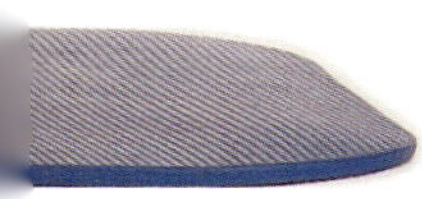

ÜBERGANG

Legen Sie den Kopf auf die Matte und ziehen Sie die Knie zur Brust. Dann strecken Sie die Beine auf der Matte aus und rollen einen Wirbel nach dem anderen auf. Als nächstes kommt die Rückendehnung vorwärts.

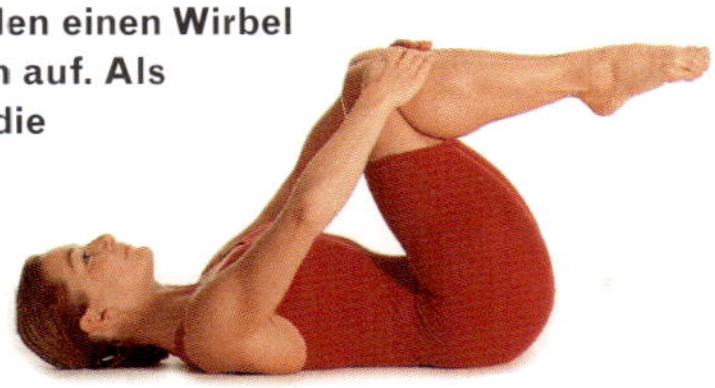

Rückendehnung vorwärts

Dies ist eine gute Dehnübung für Ihre Wirbelsäule. Sie trainiert die Bauchmuskeln, dehnt die Hinterseiten der Beine und richtet gleichzeitig Ihr Augenmerk auf Ihre Haltung.

Ziel

- Sich in einer gleichmäßigen Bewegung nach vorne zu beugen und den Oberkörper unter Anspannung Ihre Körpermitte jedesmal ein bisschen weiter zu neigen.

Beachten Sie

- Ehe Sie sich nach vorn strecken, müssen Sie sich gerade aufrichten, während Ihre Hüften jedoch an der Matte ›kleben‹.
- Versuchen Sie, die Schultern nicht hochzuziehen.
- Sobald der Kopf geneigt ist, schauen Sie ständig auf Ihren Nabel. Das hilft Ihnen, Ihre Wirbelsäule richtig zu krümmen.
- Ihre Knie zeigen zur Decke. Die Füße sollten während der ganzen Übung senkrecht nach oben zeigen.

VISUALISATION

Sie rollen sich über einem Ball zusammen.

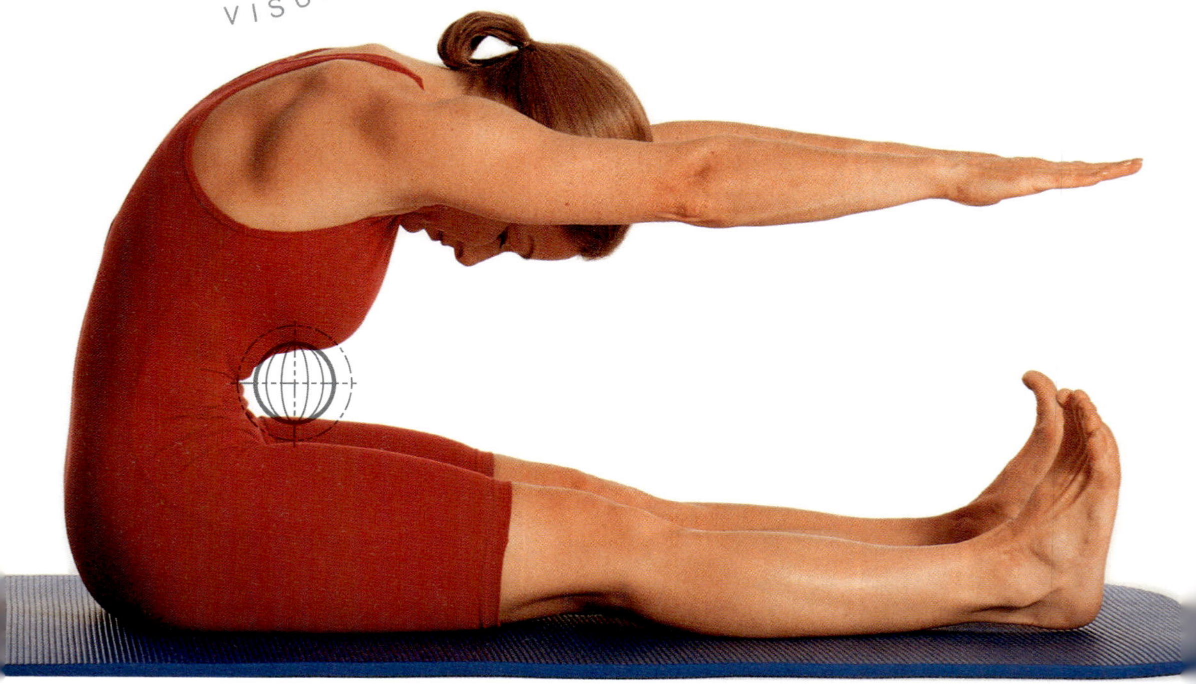

1 Strecken Sie die Beine aus und öffnen Sie sie ein wenig, so dass sie ganz leicht über Hüftbreite gespreizt sind. Ziehen Sie die Füße senkrecht an und heben Sie die Arme gestreckt bis auf Schulterhöhe. Atmen Sie ein, spannen Sie die Gesäßmuskeln an und heben Sie Ihren Körper aus den Hüftgelenken heraus nach oben.

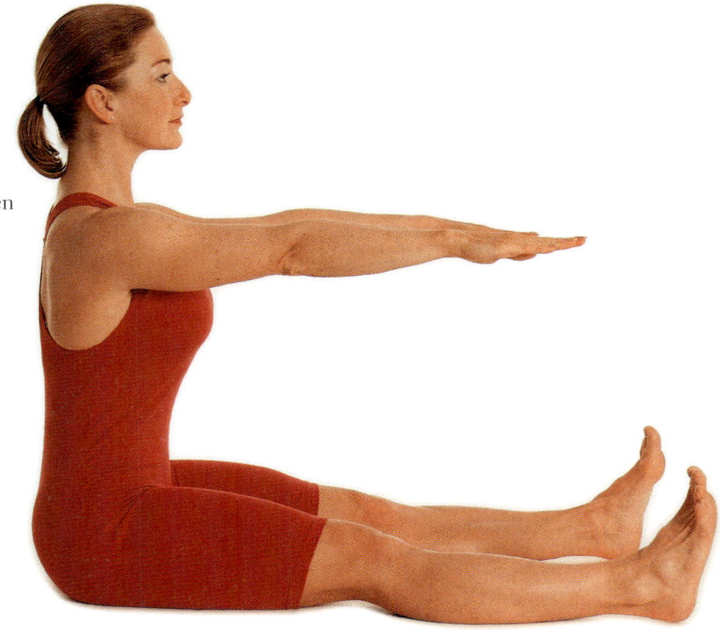

2 Drücken Sie das Kinn zur Brust und ziehen Sie den Nabel kräftig ein, während Sie Ihre Arme nach vorn strecken. Bilden Sie vom Scheitelpunkt Ihres Kopfes bis zum Steißbein eine C-Kurve und atmen Sie dabei aus. Beim Wiederaufrichten atmen Sie ein und machen die Bewegung in umgekehrter Reihenfolge, bis Sie wieder aufrecht sitzen. Atmen Sie aus. **3–5-mal wiederholen.**

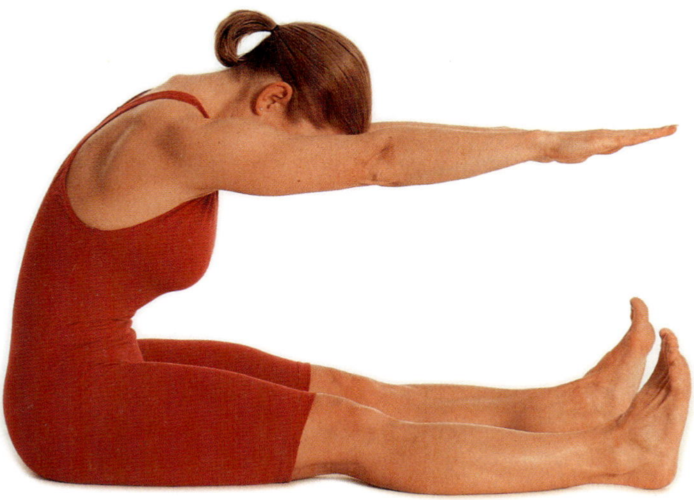

ÜBERGANG

Schließen Sie die Beine und setzen Sie sich ans vordere Ende der Matte, bereit für die Wiege.

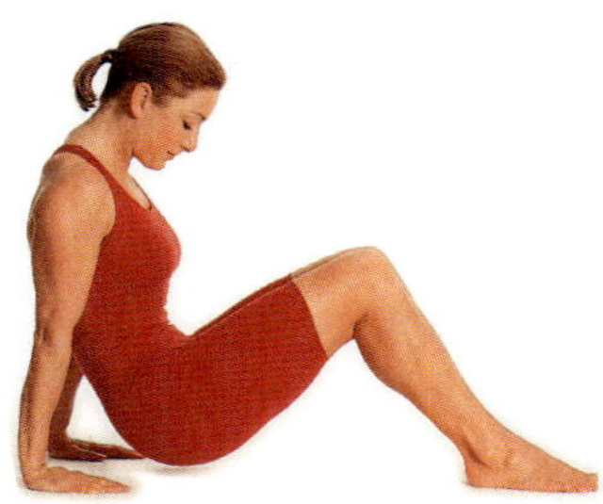

Die Wiege

Diese Übung schult Ihr Gleichgewicht und Ihre Körperkontrolle, trainiert das ›Powerhouse‹ und dehnt gleichzeitig Ihren Körper. Sobald Ihnen die Übung etwas vertrauter geworden ist, werden Sie vielleicht feststellen, dass sie eine beruhigende Wirkung ausübt.

Ziel

- Die Übung mit Balance und Kontrolle auszuführen, so dass Sie eine Zeitlang in der Sitzposition balancieren können.

Beachten Sie

- Werfen Sie beim Rückwärtsrollen nicht den Kopf zurück.
- Rollen Sie mit einer dynamischen Bewegung wieder nach vorn und nutzen Sie dabei die Kraft Ihrer Körpermitte.
- Falls Ihnen das schwerfällt, üben Sie erst ein paar Trainingssitzungen lang Schritt 2 der Übung, ehe Sie zu Schritt 3 übergehen.

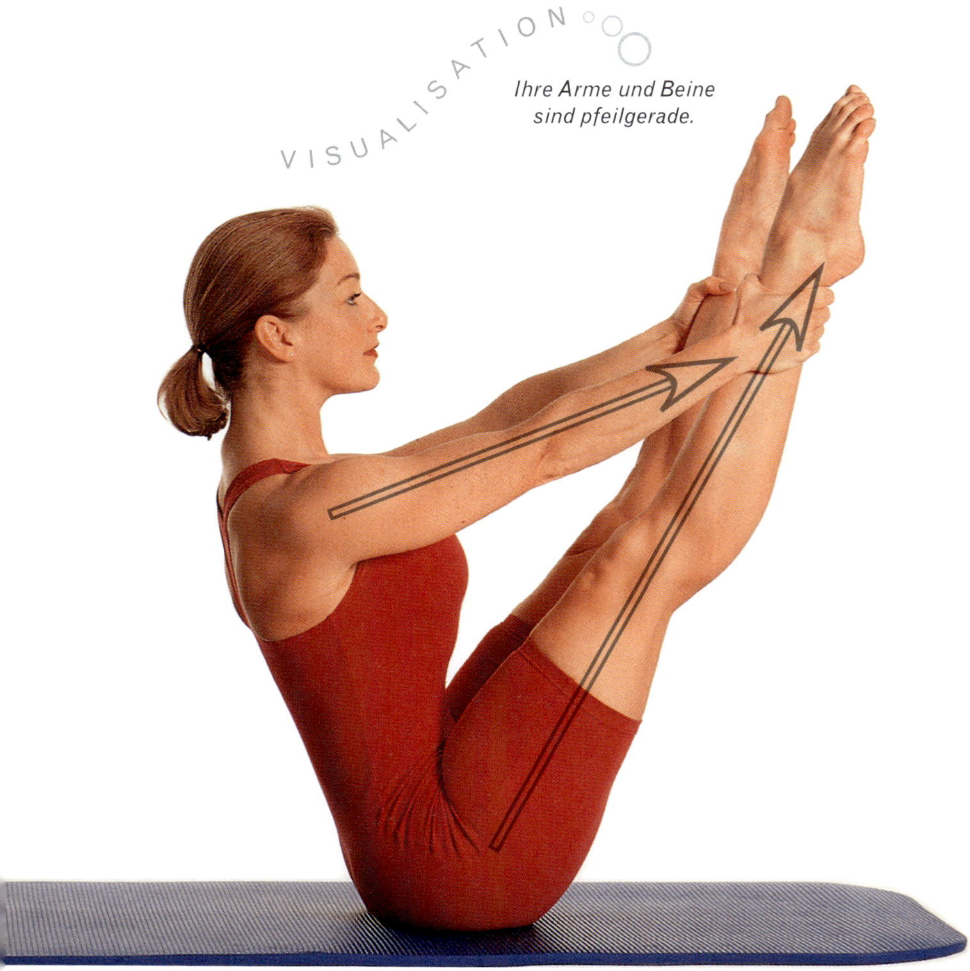

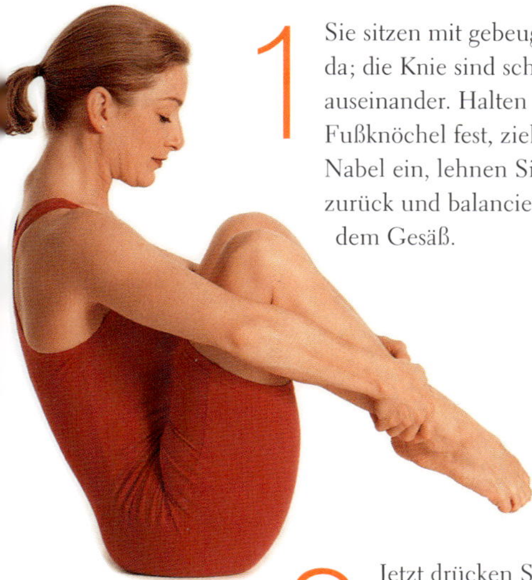

1 Sie sitzen mit gebeugten Beinen da; die Knie sind schulterbreit auseinander. Halten Sie Ihre Fußknöchel fest, ziehen Sie den Nabel ein, lehnen Sie sich zurück und balancieren Sie auf dem Gesäß.

2 Nun strecken Sie nacheinander Ihre Beine in die Höhe und halten sie schulterbreit gespreizt. Strecken Sie die Arme, ziehen Sie die Schultern nach unten und balancieren Sie in dieser aufrechten Sitzposition.

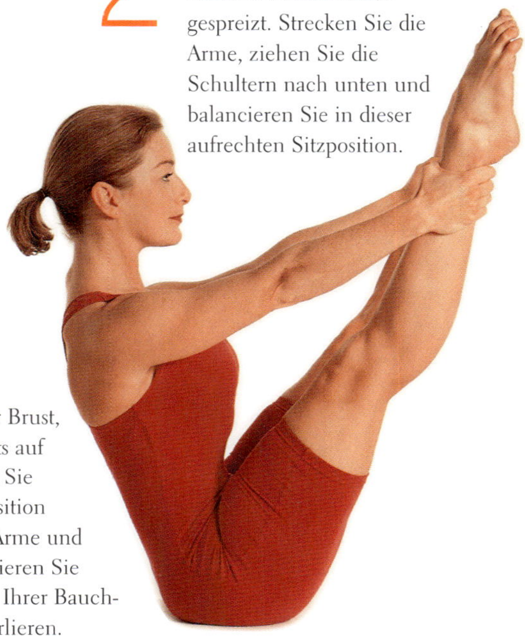

3 Jetzt drücken Sie das Kinn zur Brust, atmen ein und rollen rückwärts auf Ihre Schulterblätter. Während Sie wieder in die aufrechte Sitzposition zurückrollen, atmen Sie aus. Arme und Beine nicht beugen. Konzentrieren Sie sich darauf, die Spannung in Ihrer Bauchmuskulatur nicht zu verlieren.

6-mal wiederholen.

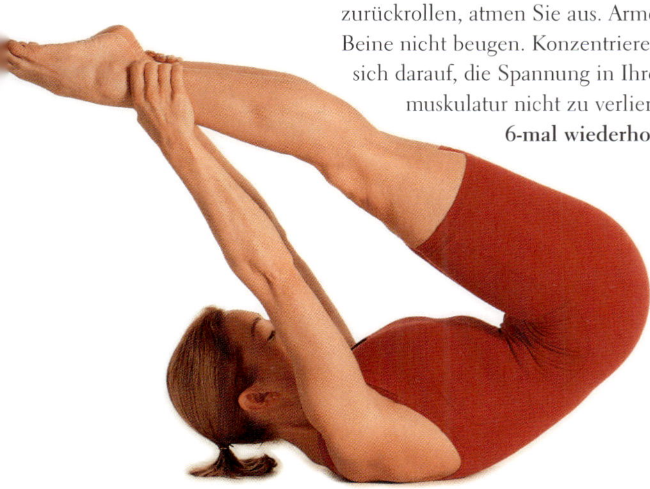

ÜBERGANG

Schließen Sie Ihre Beine in der Pilates-Haltung und lassen Sie die Hände an der Außenseite der Beine hinabgleiten. Lassen Sie Ihren Oberkörper auf die Matte zurückrollen und legen Sie die Arme an der Seite ab; die Beine sind dabei immer noch angehoben. Das ist die Ausgangsposition für den Korkenzieher.

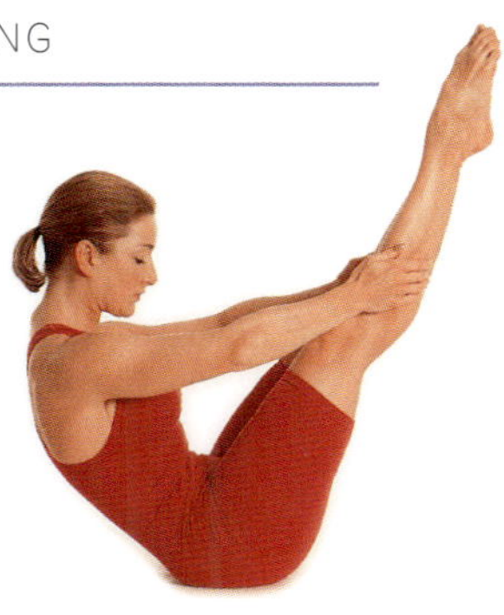

VARIANTE FÜR ANFÄNGER

Strecken Sie die Beine einzeln in die Höhe und halten Sie sie schulterbreit gespreizt. Halten Sie beide Beine fest und üben Sie das Balancieren.

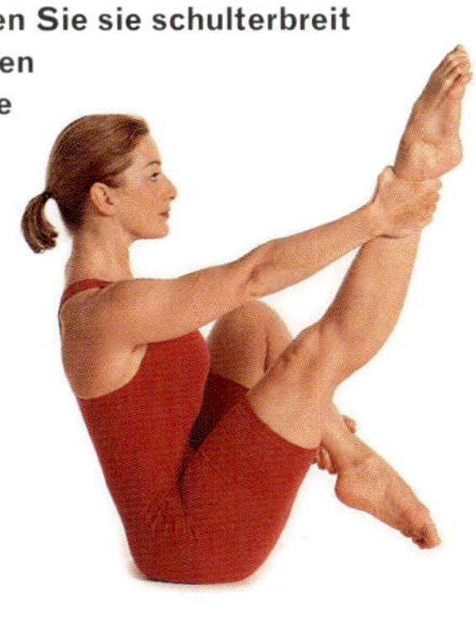

Der Korkenzieher

Diese Übung zeigt ausgezeichnet, wie Ihr ›Powerhouse‹ eingesetzt werden sollte. Joseph Pilates hat sie in drei Schwierigkeitsgraden entwickelt; diese ist die leichteste, für Anfänger am besten geeignete Variante.

Ziel

- Die Beine beim Kreisen tiefer in Richtung Matte zu senken, um Ihr ›Kraftwerk‹ stärker zu fordern.

Beachten Sie

- Wenn Ihnen diese Übung schwerfällt, schieben Sie die Hände als Stütze unter Ihr Steißbein.
- Spannen Sie beim Beinkreisen Ihre Gesäß- und Bauchmuskeln an.
- Drücken Sie beide Schultern fest in die Matte.

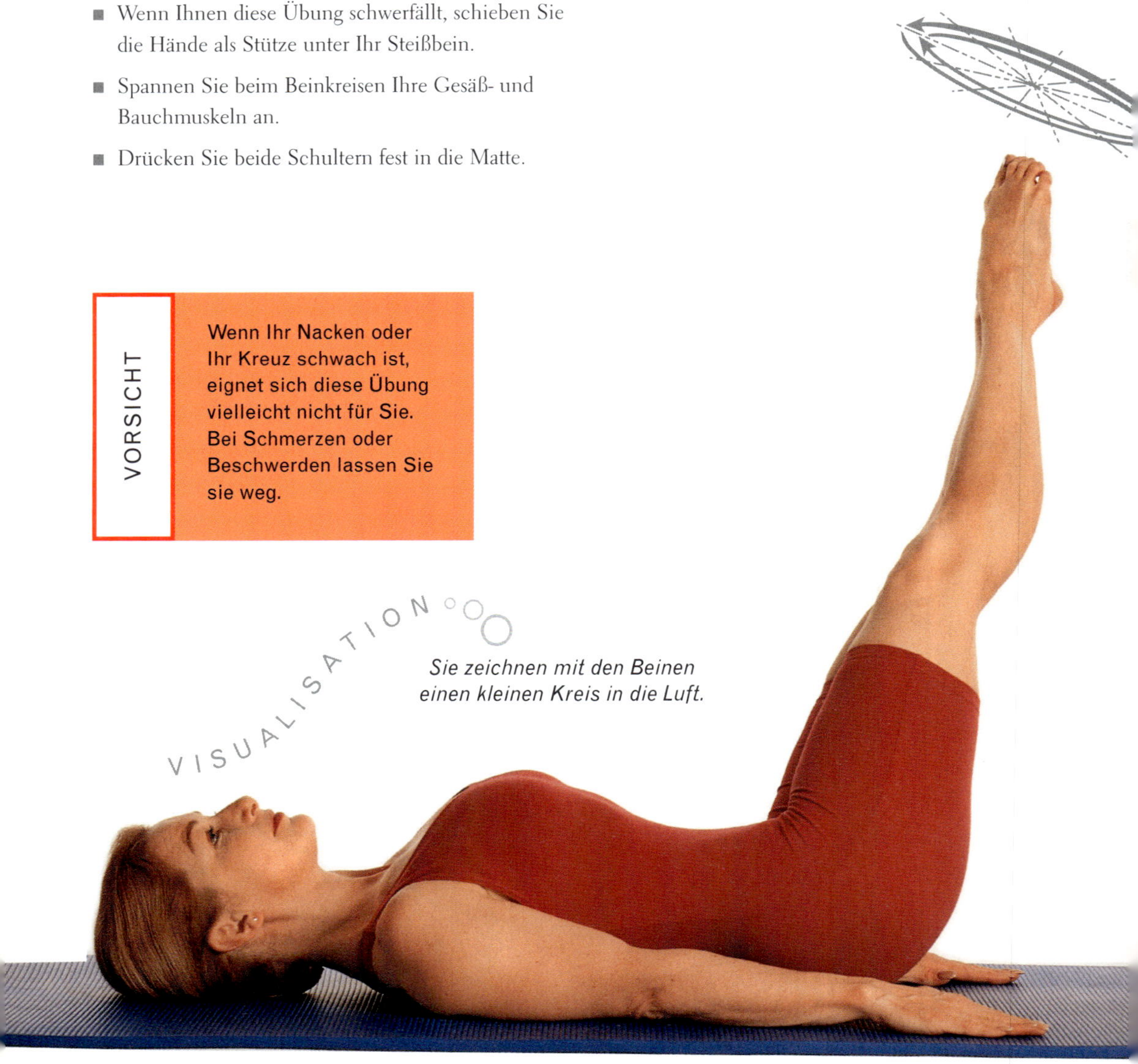

VORSICHT

Wenn Ihr Nacken oder Ihr Kreuz schwach ist, eignet sich diese Übung vielleicht nicht für Sie. Bei Schmerzen oder Beschwerden lassen Sie sie weg.

VISUALISATION

Sie zeichnen mit den Beinen einen kleinen Kreis in die Luft.

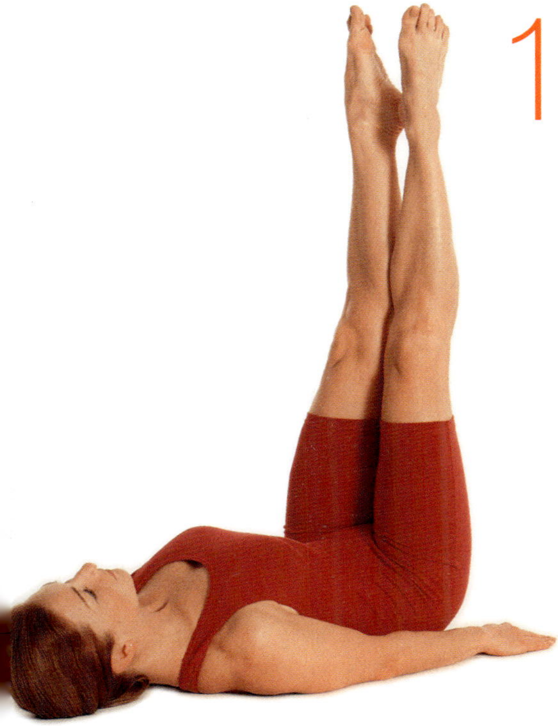

1 ›Kleben‹ Sie Ihre Arme seitlich an die Matte; die Handflächen zeigen nach unten. Heben Sie die Beine und bringen Sie sie in die Pilates-Haltung. Spannen Sie Bauchmuskeln, Innenseiten der Schenkel und Gesäß an.

2 Atmen Sie ein und zeichnen Sie dabei mit den Beinen einen Halbkreis im Uhrzeigersinn nach unten. Beim Ausatmen vollenden Sie den Kreis nach links und oben und gehen zurück in die Ausgangsposition.

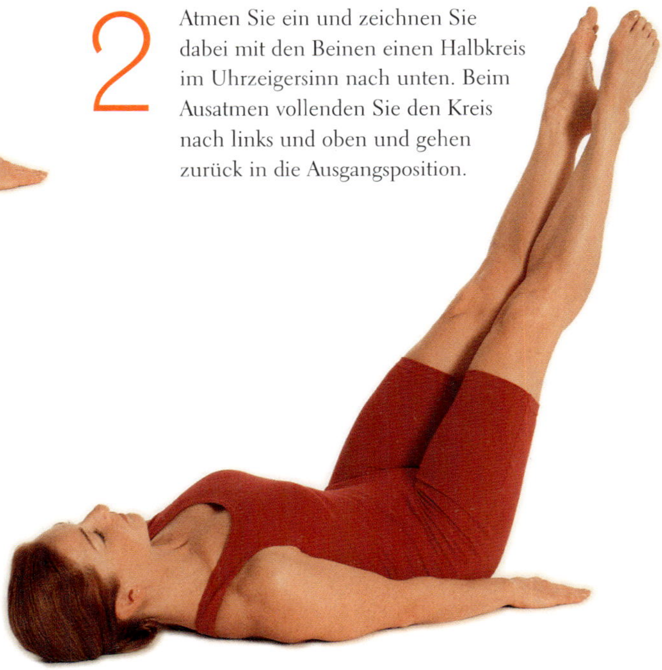

3 Nun lassen Sie die Beine in umgekehrter Richtung (nach links) kreisen. Achten Sie dabei darauf, die Schultern nicht von der Matte abzuheben. **3–5-mal wiederholen.**

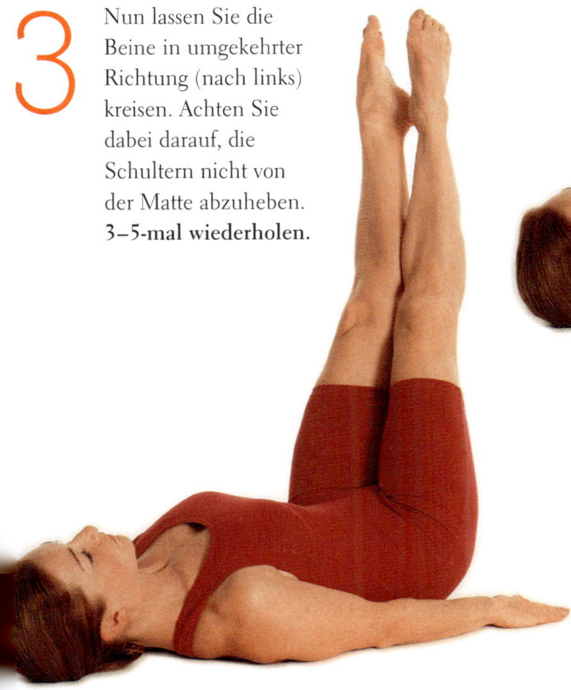

ÜBERGANG

Ziehen Sie die Knie zur Brust. Dann strecken Sie die Beine auf der Matte aus und rollen einen Wirbel nach dem anderen auf. Nun sind Sie bereit für die Säge.

Die Säge

Dies ist eine Atemübung, die Ihre Lungen leert und reinigt, und gleichzeitig eine wunderbare Dehnübung für Taille, Kniesehnen und Hüften. Lassen Sie sich Zeit dafür; sie ist schwieriger, als sie aussieht.

Ziel

- Sich aus der Taille heraus zu drehen, ohne das Gesäß von der Matte abzuheben, dabei gleichzeitig die Arme lang zu strecken und die Lungen zu leeren..

Beachten Sie

- Beim Drehen und Recken sollte Ihr Nacken entspannt bleiben.
- Die Drehbewegung sollte nicht von Ihren Schultern oder Hüften, sondern von der Taille ausgehen.
- ›Kleben‹ Sie Hüften und Gesäß an die Matte.
- Beim Vorwärtsstrecken sollte Ihre Hand eine Linie mit Ihrem kleinen Zeh bilden.

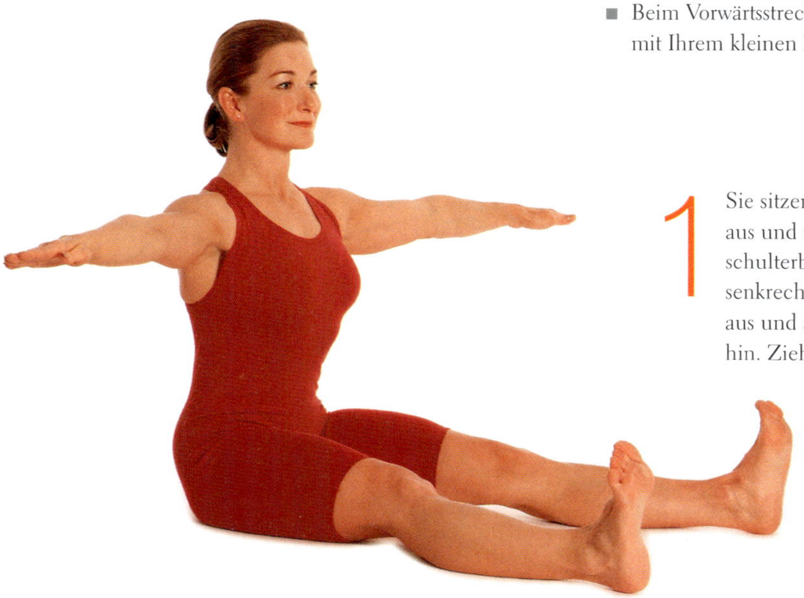

1 Sie sitzen aufrecht da, strecken die Beine aus und spreizen sie etwas weiter als schulterbreit. Ziehen Sie Ihre Füße senkrecht an, strecken Sie die Arme seitlich aus und setzen Sie sich noch aufrechter hin. Ziehen Sie den Nabel kräftig ein.

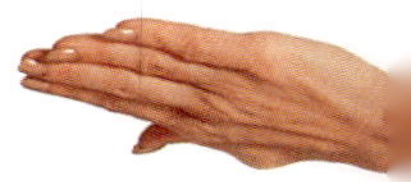

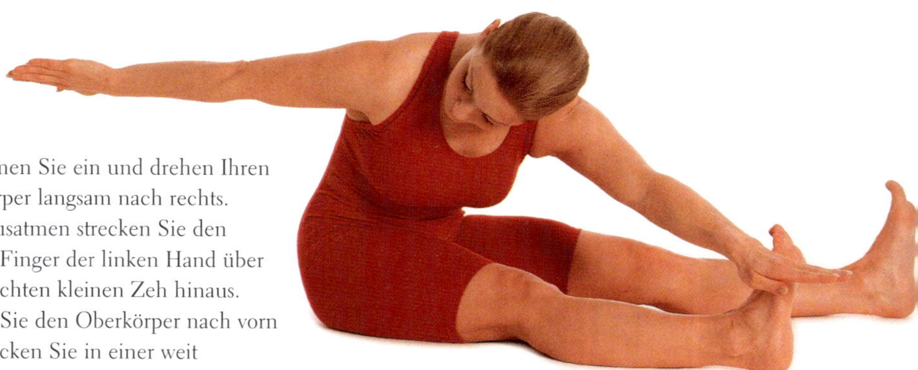

2 Nun atmen Sie ein und drehen Ihren Oberkörper langsam nach rechts. Beim Ausatmen strecken Sie den kleinen Finger der linken Hand über Ihren rechten kleinen Zeh hinaus. Senken Sie den Oberkörper nach vorn und strecken Sie in einer weit ausholenden Bewegung den rechten Arm hinter sich. Legen Sie das linke Ohr auf den linken Arm. Halten Sie diese Position und atmen Sie aus, bis Ihre Lungen leer sind.

3 Atmen Sie ein und rollen Sie aus der Körpermitte heraus einen Wirbel nach dem anderen auf. Kehren Sie wieder in die zentrale Position zurück und wiederholen Sie die Bewegung nach der linken Seite. **4-mal wiederholen.**

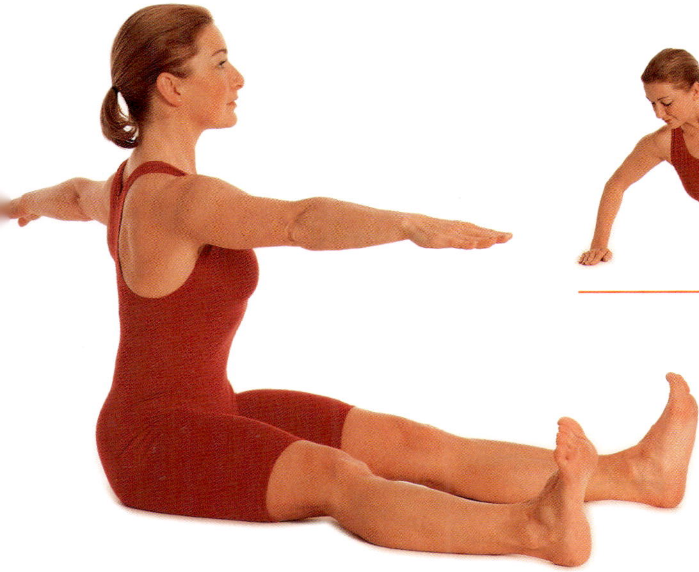

ÜBERGANG

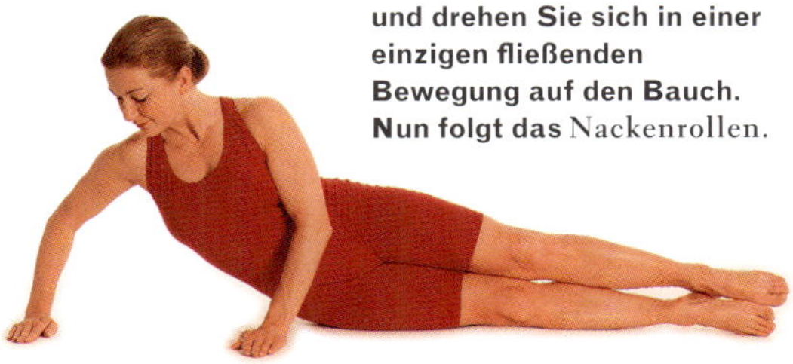

Schließen Sie die Beine und drehen Sie sich in einer einzigen fließenden Bewegung auf den Bauch. Nun folgt das Nackenrollen.

VISUALISATION

Sie versuchen Ihren kleinen Zeh abzusägen.

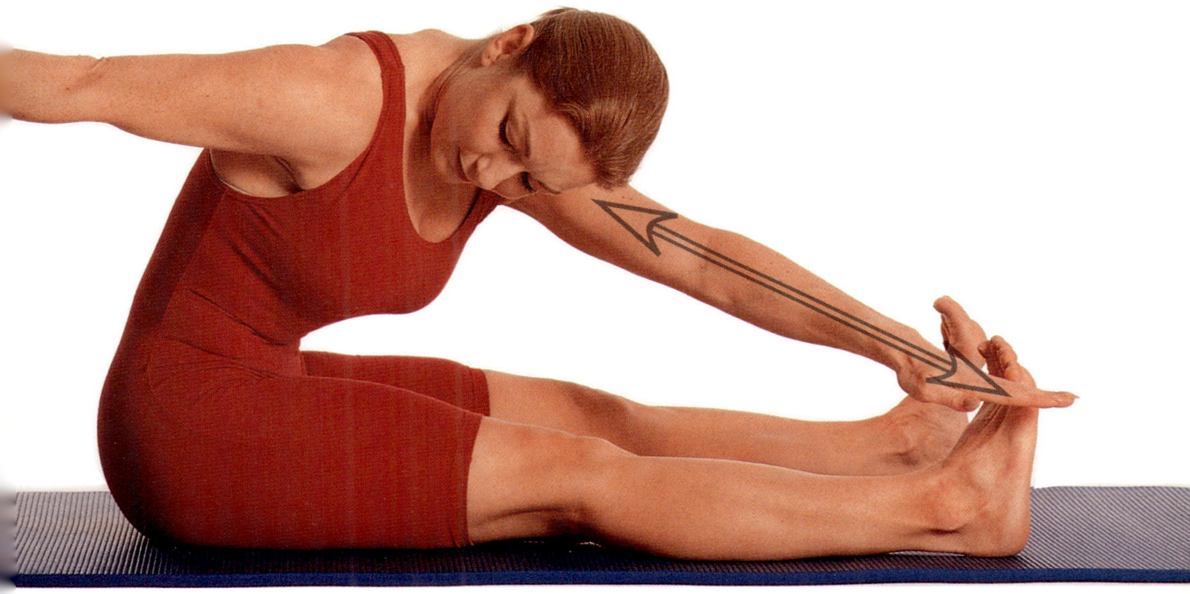

Nackenrollen

Diese Übung stärkt und dehnt Kreuz und Nacken. Das Nackenrollen korrekt und risikolos auszuführen erfordert einen starken Einsatz Ihrer Körpermitte.

Ziel

- Die Hände genau unter Ihren Schultern aufzustützen, während Sie sich nach hinten biegen.

Beachten Sie

- Halten Sie die Beine geschlossen; auf diese Weise werden die Muskeln im Gesäß und an den Innenseiten Ihrer Schenkel angespannt.
- Lassen Sie Ihren Körper in einer kontrollierten Bewegung auf die Matte zurücksinken.
- Falls es Ihnen anfangs schwerfällt, die Hände unter Ihren Schultern aufzustützen, plazieren Sie sie weiter vorn.
- Es ist wichtig, nur den Bauch von der Matte abzuheben und das Schambein unten zu lassen, während Sie den Rücken wölben

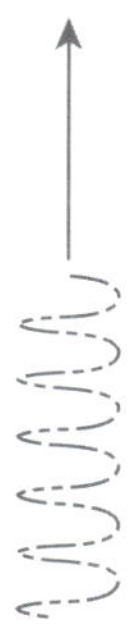

VISUALISATION

Ihr Oberkörper wird von einer Feder nach oben gezogen.

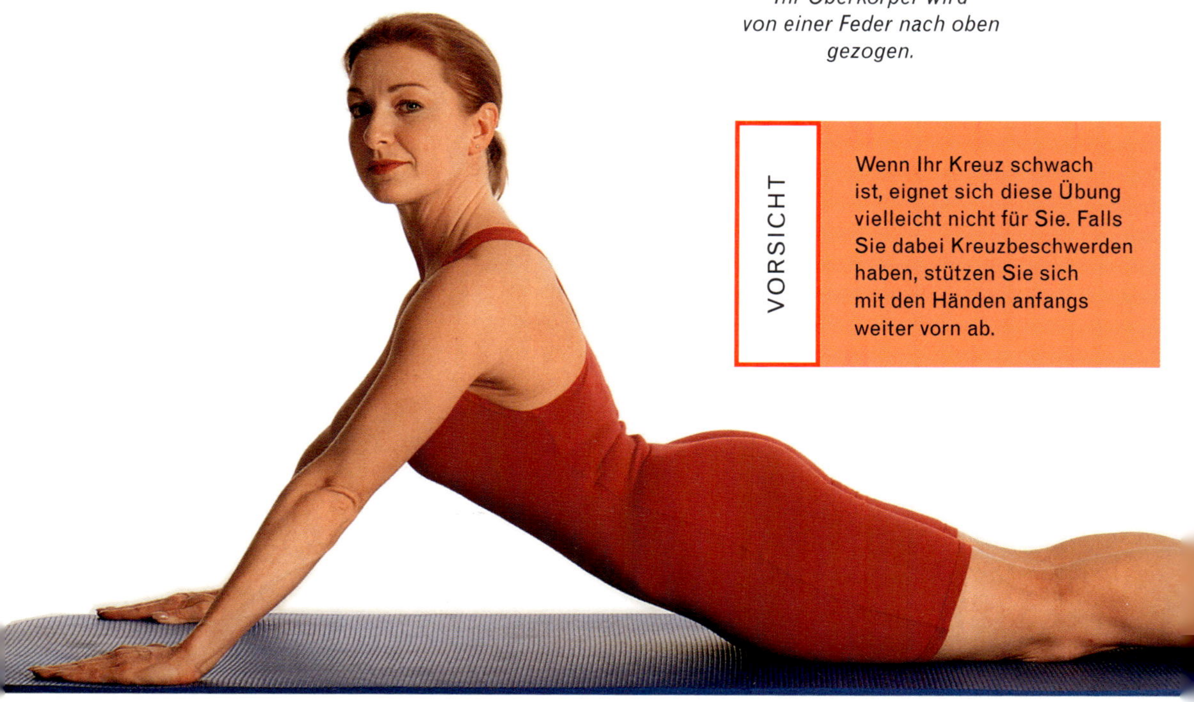

VORSICHT

Wenn Ihr Kreuz schwach ist, eignet sich diese Übung vielleicht nicht für Sie. Falls Sie dabei Kreuzbeschwerden haben, stützen Sie sich mit den Händen anfangs weiter vorn ab.

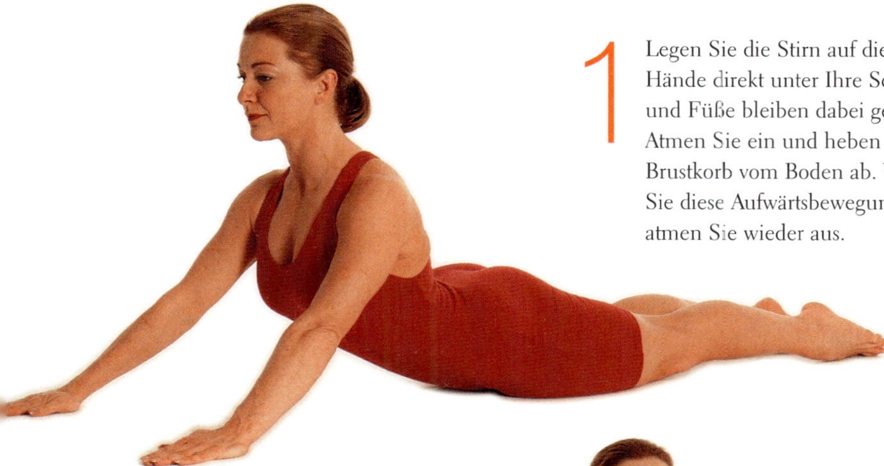

1 Legen Sie die Stirn auf die Matte und die Hände direkt unter Ihre Schultern. Beine und Füße bleiben dabei geschlossen. Atmen Sie ein und heben Sie Kopf und Brustkorb vom Boden ab. Während Sie diese Aufwärtsbewegung vollenden, atmen Sie wieder aus.

2 Drehen Sie den Kopf sanft nach links und schauen Sie zu Ihrer linken Schulter. Atmen Sie dabei normal weiter. Ihre Körpermitte sollte während der ganzen Bewegung angespannt sein; die Schultern zeigen nach unten.

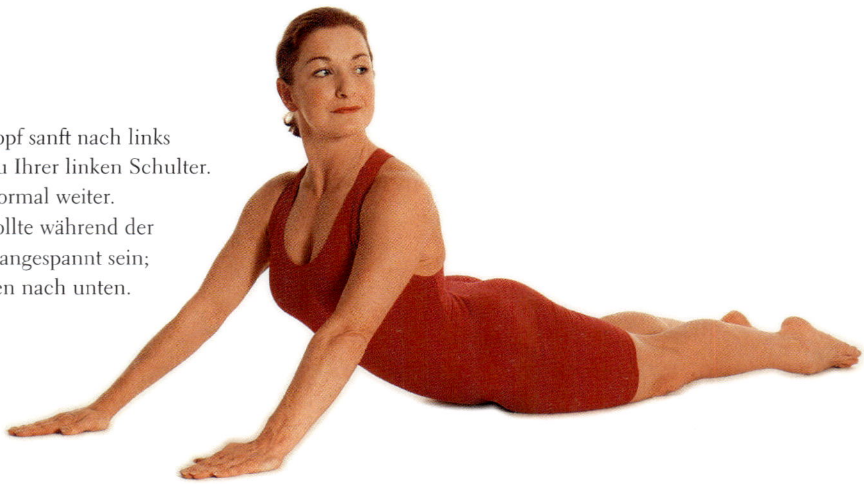

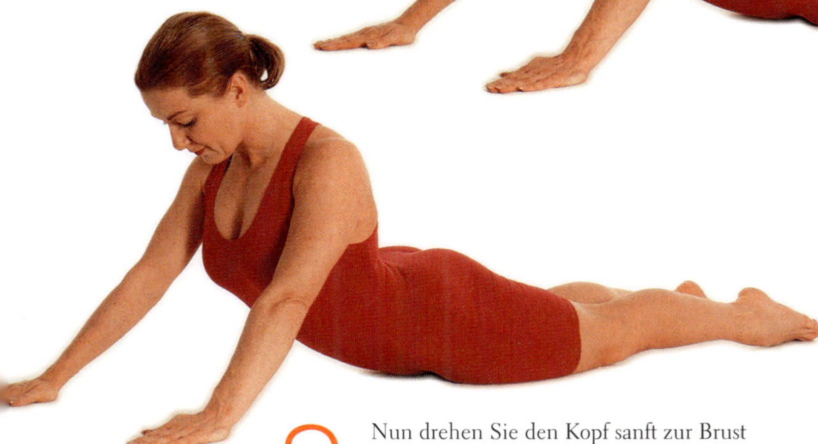

3 Nun drehen Sie den Kopf sanft zur Brust hinunter und anschließend zur rechten Schulter. Atmen Sie dabei normal weiter. Dann bringen Sie den Kopf in die Mittelposition zurück und wiederholen das Nackenrollen in der anderen Richtung. Atmen Sie ein, während Sie den Oberkörper auf die Matte sinken lassen, und atmen Sie am Ende der Abwärtsbewegung wieder aus. **3-mal wiederholen**.

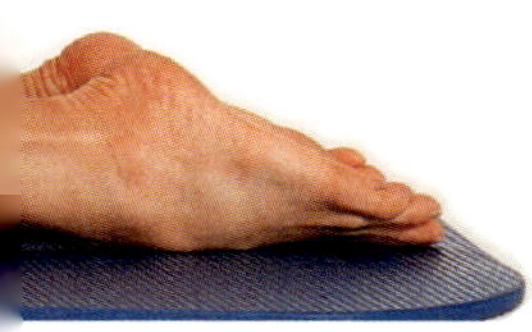

ÜBERGANG

Setzen Sie sich auf die Fersen und strecken Sie die Arme nach vorn, um sich zu entspannen. Sobald Sie bereit sind, strecken Sie Ihren ganzen Körper auf der Matte aus, so dass Sie auf dem Bauch liegen. Das ist die Startposition für das Kicken mit einem Bein.

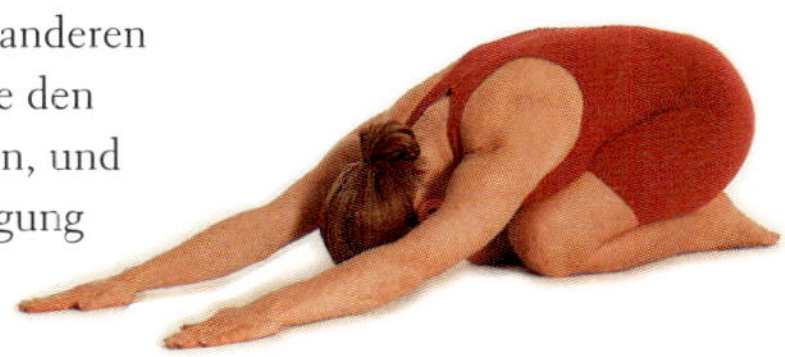

Kicken mit einem Bein

Diese Übung dehnt die Vorderseite Ihrer Hüften und Oberschenkel und stärkt Kniesehnen und ›Powerhouse‹. Außerdem verbessert sie Ihre Körperkoordination.

Ziel

- Mit den Fersen kontrolliert und koordiniert möglichst weit bis zum Gesäß zu kommen, und zwar nicht mit Schwung, sondern aus der Körpermitte heraus. Sobald Sie mehr Kontrolle über Ihre Bewegungen haben, beschleunigen Sie den Rhythmus.

Beachten Sie

- Heben Sie den Oberkörper mit der Kraft Ihrer Bauchmuskeln von der Matte ab.
- Die Schultern bleiben während der ganzen Übung unten und entspannt; man macht bei dieser Bewegung leicht den Fehler, die Schultern hochzuziehen.

VORSICHT

Wenn Sie Knieprobleme haben, lassen Sie diese Übung weg oder beginnen sie ganz langsam und hören sofort auf, wenn Sie Beschwerden bekommen.

VISUALISATION

Sie versuchen mit den Fersen Ihr Gesäß zu erreichen.

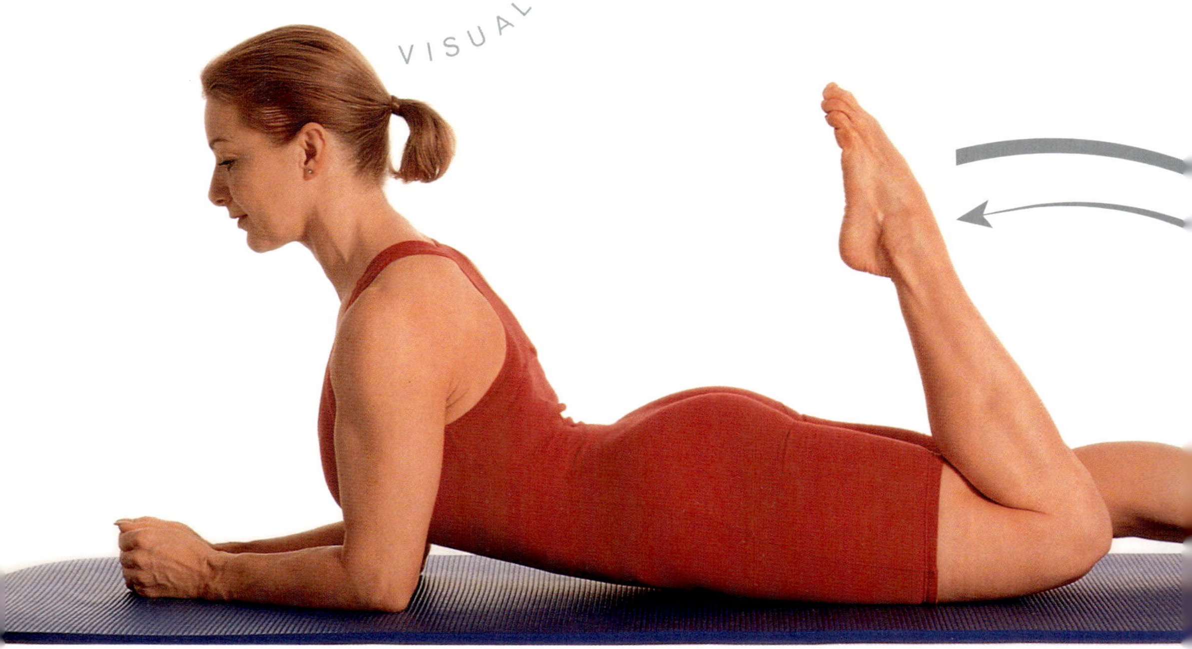

1 Stützen Sie die Ellbogen direkt unter den Schultern auf, legen Sie die Hände aneinander und ballen Sie sie zu Fäusten. Ziehen Sie die Bauchmuskeln kräftig ein und drücken Sie das Schambein gegen die Matte, während Sie den Brustkorb abheben. Üben Sie Druck auf Ihre Unterarme und Ellbogen aus, dehnen Sie den Nacken und schauen Sie nach vorn. Strecken Sie auch Ihre Beine und Füße.

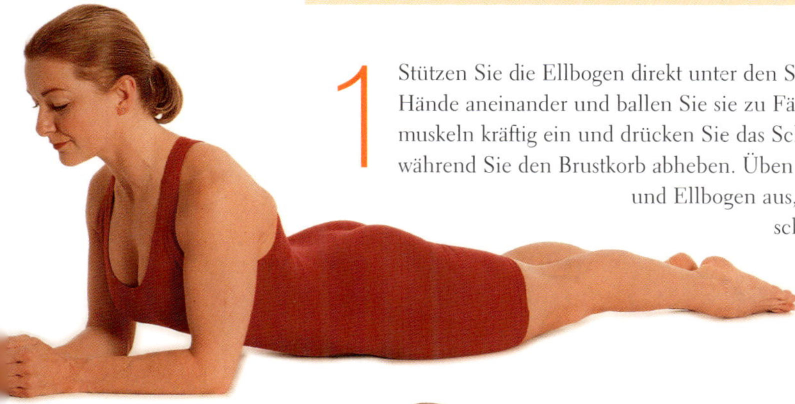

2 Spannen Sie Gesäß und Innenseiten der Schenkel an, atmen Sie ein und kicken Sie dabei 2mal mit dem rechten Bein zur rechten Gesäßbacke hin, ohne dabei die Anspannung in der Hinterseite Ihres Beins zu lösen.

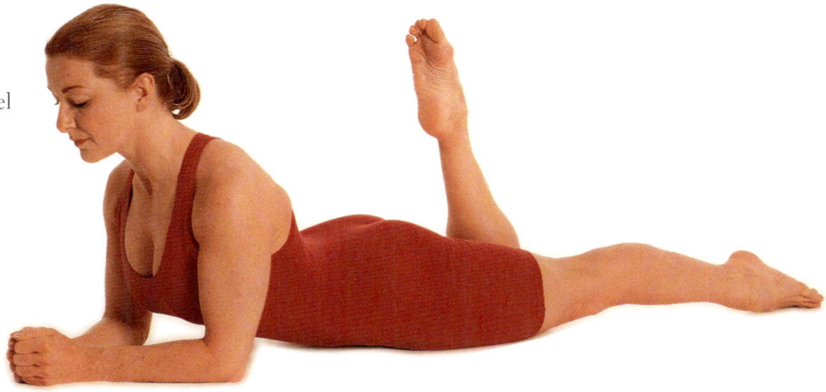

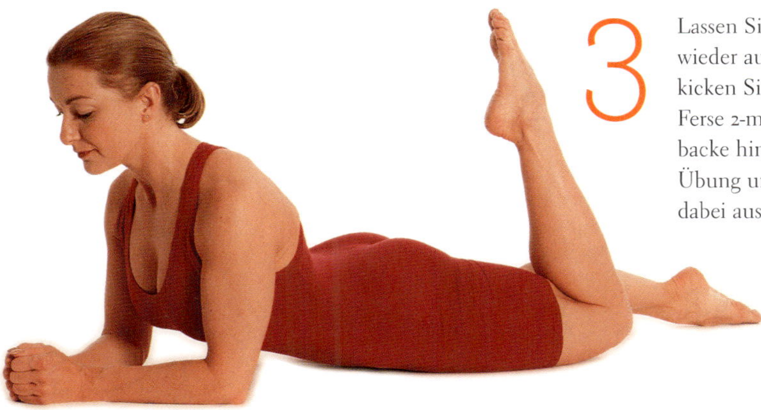

3 Lassen Sie den rechten Fuß wieder auf die Matte sinken und kicken Sie nun mit der linken Ferse 2-mal zur linken Gesäßbacke hin. Wiederholen Sie die Übung und atmen Sie diesmal dabei aus. **5-mal wiederholen**.

ÜBERGANG

Setzen Sie sich auf die Fersen und strecken Sie die Arme nach vorn, um sich zu entspannen. Sobald Sie bereit sind, strecken Sie Ihren ganzen Körper auf der Matte aus, so dass Sie auf dem Bauch liegen. Das ist die Startposition für das Kicken mit beiden Beinen.

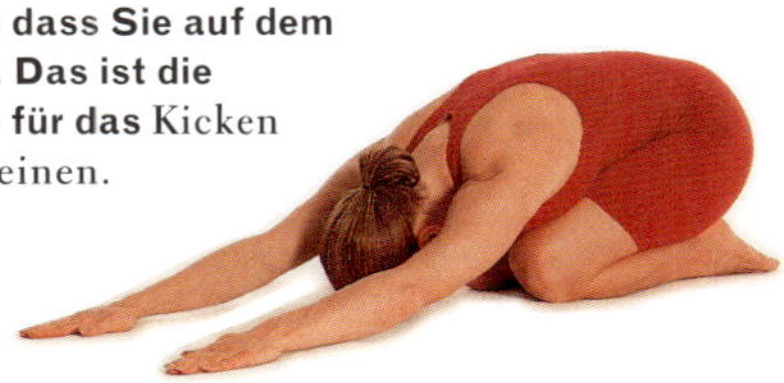

Kicken mit beiden Beinen

Diese Übung dehnt Brustkorb, Schultern und Rücken und trainiert Ihr ›Powerhouse‹.

Ziel

- Ihren Körper zu dehnen und dabei gleichzeitig in der Körpermitte stark zu bleiben.

Beachten Sie

- Halten Sie Ihre Bauchmuskeln angespannt (vor allem, wenn Sie den Oberkörper heben).
- Versuchen Sie Ihren Oberkörper von den Hüften weg zu dehnen, statt ein Hohlkreuz zu machen.
- Ziehen Sie den Nabel während der ganzen Übung ein.

VORSICHT

Wenn Sie ein schwaches Kreuz, Knie- oder Schulterprobleme haben, eignet sich diese Übung vielleicht nicht für Sie. Bei Schmerzen oder Beschwerden lassen Sie sie weg.

VISUALISATION

Sie tragen einen Gürtel, der Ihre Bauchmuskeln nach innen gedrückt hält.

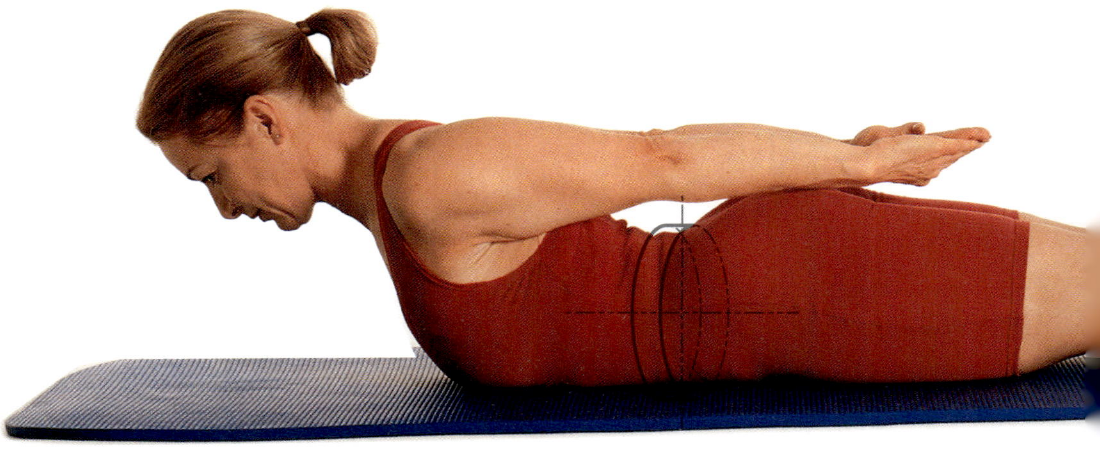

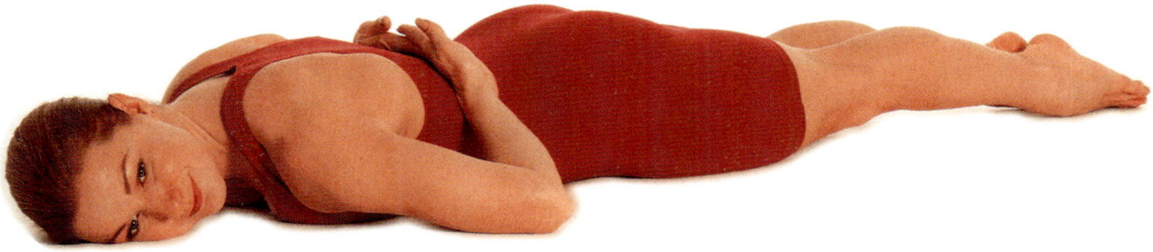

1 Drehen Sie den Kopf zur Seite, so dass Ihre rechte Wange auf der Matte liegt. Legen Sie die Hände übereinander auf Ihren Rücken, so nah an den Schulterblättern wie möglich. Ihre Ellbogen und die Vorderseiten Ihrer Schultern bleiben dabei auf der Matte.

2 Halten Sie die Beine geschlossen und spannen Sie Ihr Gesäß und die Innenseiten Ihrer Schenkel an. Atmen Sie ein, beugen Sie die Beine und kicken Sie mit den Fersen in Richtung Ihrer Gesäßbacken. Wiederholen Sie das 3-mal, ohne dabei die Spannung in den Hinterseiten der Beine zu lösen.

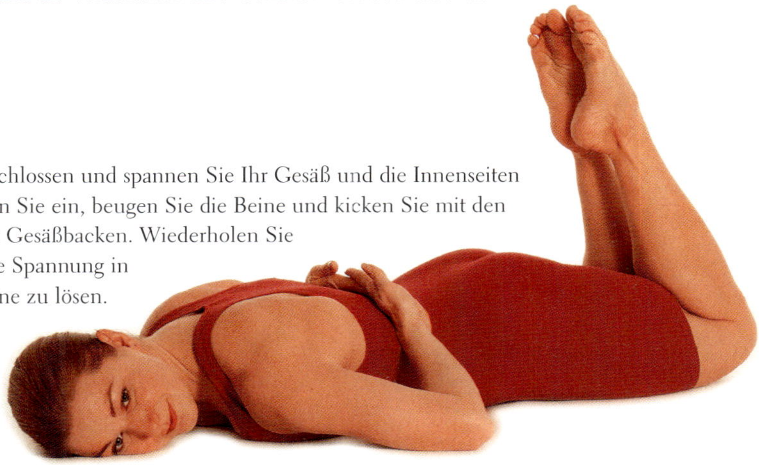

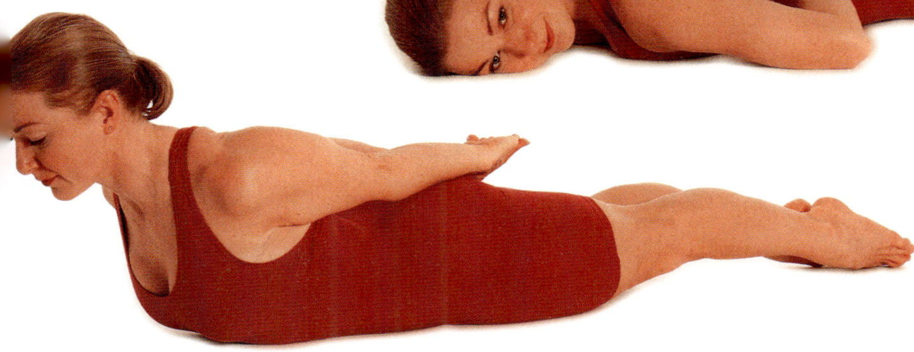

3 Atmen Sie aus und lassen Sie die Beine wieder auf die Matte sinken. Strecken Sie die Arme nach hinten über Ihr Steißbein zu den Füßen hin; die Hände sind dabei zusammen. Gleichzeitig heben Sie Kopf und Brustkorb und halten den Nacken weiterhin gestreckt. Lassen Sie den Oberkörper wieder sinken, legen Sie die linke Wange auf die Matte und wiederholen Sie die Übung. **3-mal auf beiden Seiten wiederholen**.

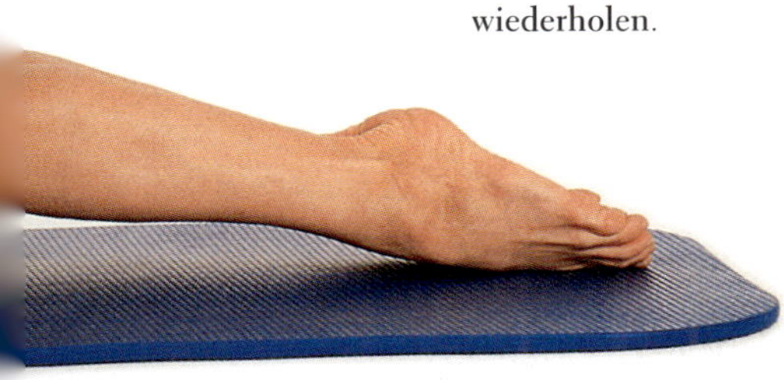

ÜBERGANG

Sobald Sie bereit sind, drehen Sie sich in einer einzigen kontrollierten Bewegung auf den Rücken und legen die Hände hinter den Kopf. Nun geht es mit dem Nackendehnen **weiter.**

Nackendehnen

Diese Übung trägt dazu bei, die Wirbelsäule zu dehnen, und trainiert gleichzeitig Ihre Bauchmuskulatur. Außerdem strecken Sie dadurch die Hinterseiten Ihrer Beine.

Ziel

- Einen Wirbel nach dem anderen abzurollen und dabei den Rücken zu dehnen.

VORSICHT

Wenn Ihr Nacken oder Ihr Kreuz schwach ist, lassen Sie diese Übung so lange weg, bis Sie mehr Muskelkraft haben.

Beachten Sie

- Falls Ihnen diese Übung schwerfällt, rollen Sie mit gebeugten Beinen auf und ab.
- Strecken Sie Ihre Fersen während der ganzen Bewegung von sich weg.
- Ihr Körper sollte an der Matte ›kleben‹. Halten Sie dazu die Gesäßbacken zusammengedrückt und die Beine gestreckt.

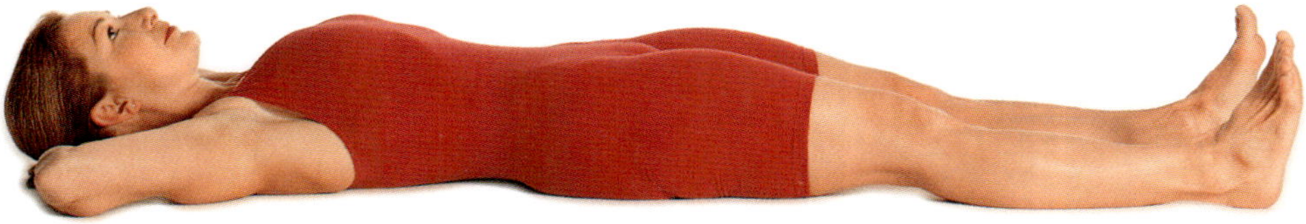

1 Legen Sie die Hände hinter den Kopf; Ihre Finger berühren sich, die Daumen zeigen dem Hals entlang nach unten. Strecken Sie die Ellbogen so weit aus, dass sie den Boden berühren. Spreizen Sie die Beine hüftbreit und halten Sie sie dabei gestreckt; die Füße zeigen senkrecht nach oben. Ziehen Sie den Nabel kräftig ein und ›kleben‹ Sie Ihre Beine an die Matte.

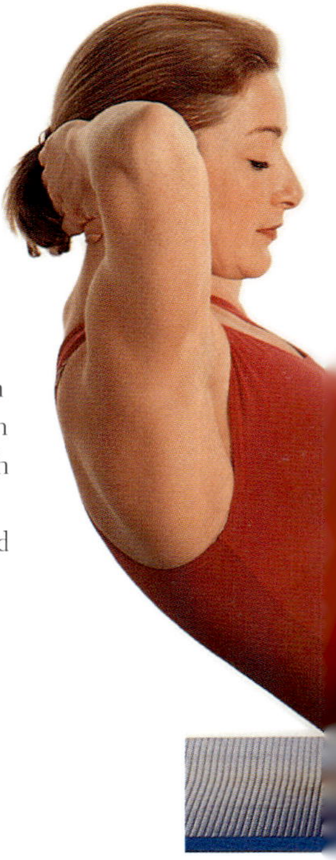

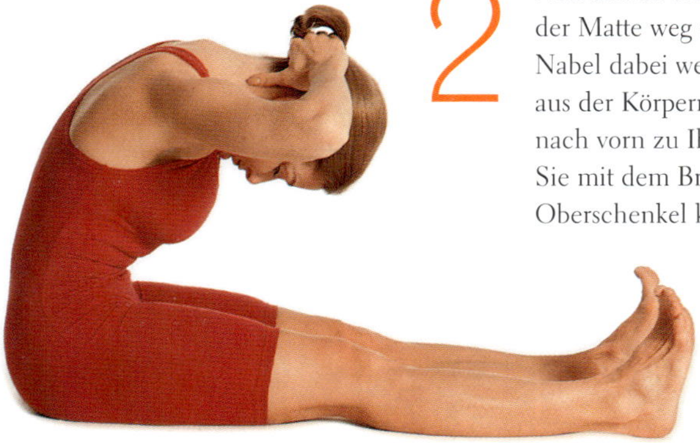

2 Nun atmen Sie ein und beginnen sich von der Matte weg aufzurollen. Ziehen Sie den Nabel dabei weiterhin ein. Beugen Sie sich aus der Körpermitte heraus immer weiter nach vorn zu Ihren Oberschenkeln. Sobald Sie mit dem Brustkorb in die Nähe der Oberschenkel kommen, atmen Sie aus.

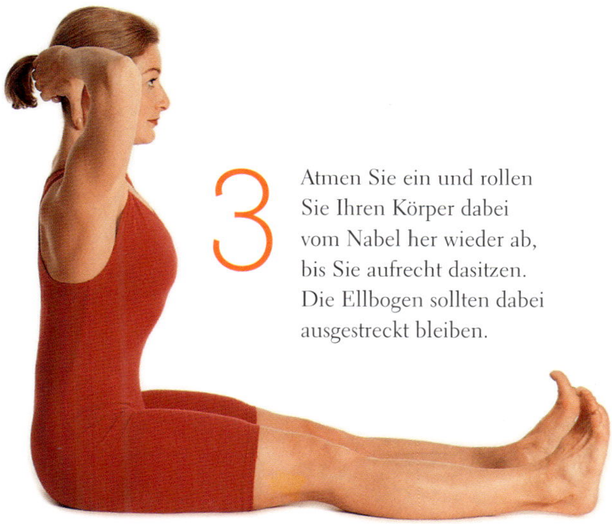

3

Atmen Sie ein und rollen Sie Ihren Körper dabei vom Nabel her wieder ab, bis Sie aufrecht dasitzen. Die Ellbogen sollten dabei ausgestreckt bleiben.

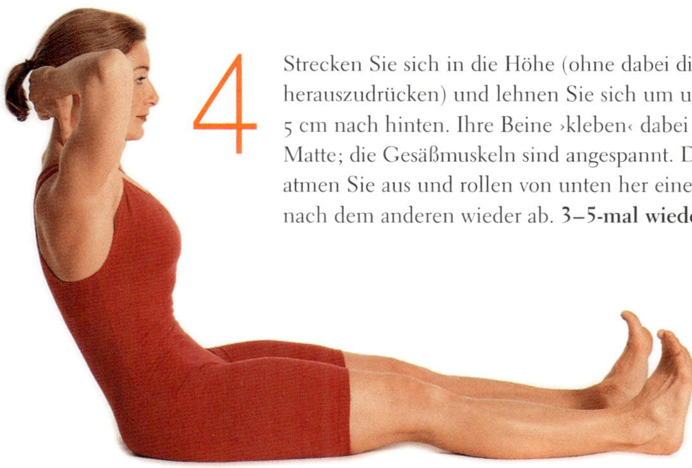

4

Strecken Sie sich in die Höhe (ohne dabei die Brust herauszudrücken) und lehnen Sie sich um ungefähr 5 cm nach hinten. Ihre Beine ›kleben‹ dabei an der Matte; die Gesäßmuskeln sind angespannt. Dann atmen Sie aus und rollen von unten her einen Wirbel nach dem anderen wieder ab. **3–5-mal wiederholen.**

ÜBERGANG

Schließen Sie die Beine und legen Sie sich auf die rechte Seite. Ihre Wirbelsäule sollte dabei an der hinteren Kante der Matte liegen. Das ist die Ausgangsposition für das Kicken in Seitenlage.

VISUALISATION

Ihre Beine werden von schweren Gewichten nach unten gedrückt.

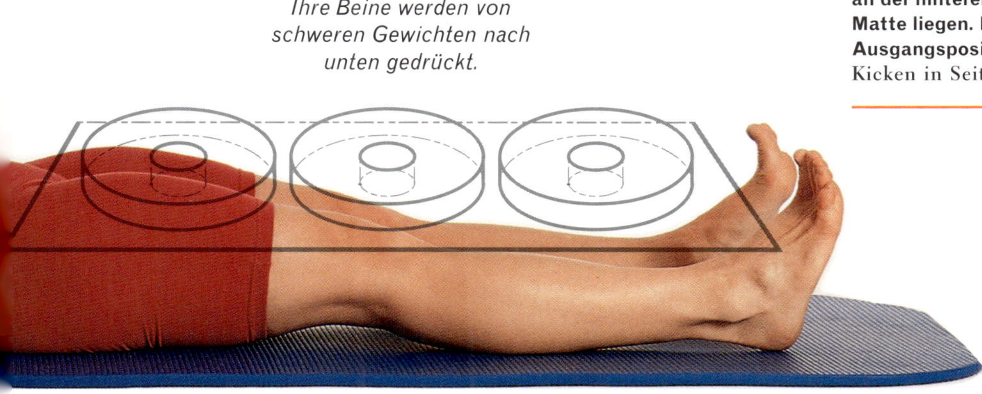

Kicken in Seitenlage

Dies ist die erste Übung der Seitenlage-Serie. Sie trainiert die Muskeln von Gesäß, Hüften und Oberschenkeln und dehnt Ihre Beine. Der Rumpf bleibt bei sämtlichen Übungen dieser Serie in derselben Position; daher ist es am besten, erst einmal alle Übungen auf einer Körperseite zu machen und sich dann umzudrehen. Sobald Sie die Beinschläge (siehe Seite 74–75) gemacht haben, kehren Sie zu dieser Seite zurück und wiederholen die Übungen auf der anderen Körperseite.

Ziel

- Das Arbeitsbein in einer flüssigen, kontrollierten Bewegung in Richtung Nase zu strecken.

Beachten Sie

- Linkes und rechtes Hüftbein sollten genau übereinanderliegen.
- Beine und Füße sollten sich während der ganzen Übung in der Pilates-Haltung befinden.
- Halten Sie die Beine während der ganzen Bewegung gestreckt und achten Sie darauf, dass diese von Ihrer Hüfte und nicht von Ihrem Knie oder Fuß ausgeht.
- Die Bewegung muss von Ihrer Köpermitte aus gesteuert und balanciert werden.

VISUALISATION

Ihr Bein spannt eine Feder.

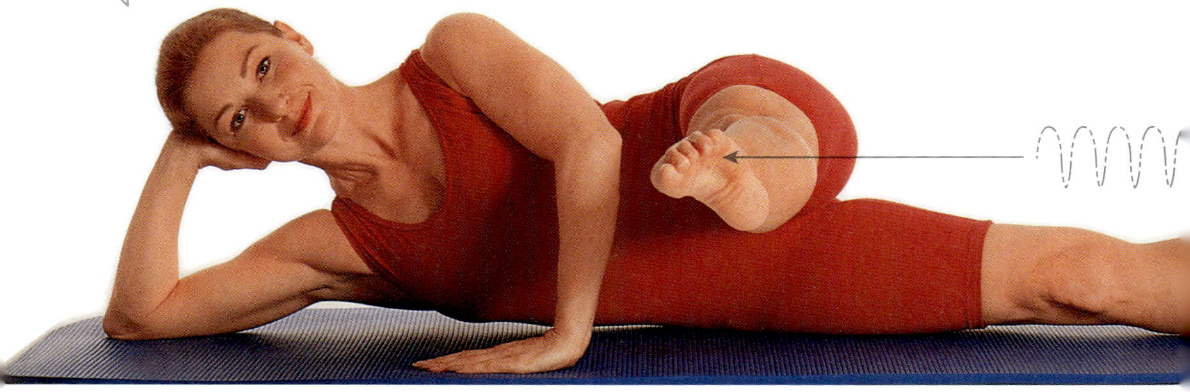

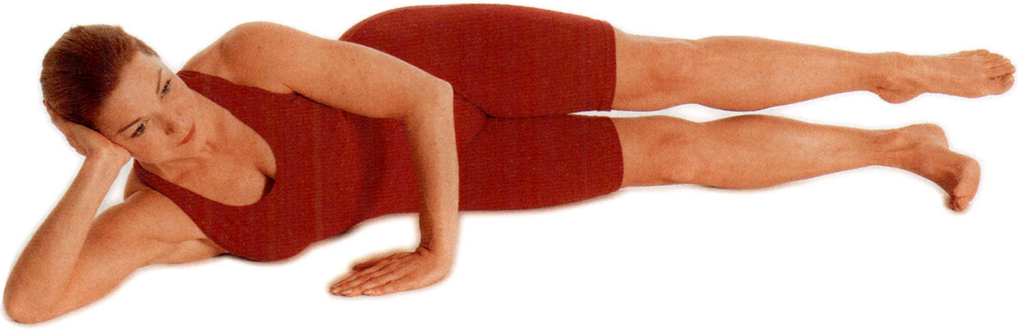

1 Sie liegen auf der rechten Seite. Bringen Sie Ihre Beine in einem Winkel von 45° nach vorn und stützen Sie den Kopf in die Hand Ihres unteren Arms. Die andere Hand sollte direkt vor Ihnen auf der Matte liegen, um Ihnen zu helfen, das Gleichgewicht zu halten. Heben Sie das obere Bein, bis es sich auf der Höhe Ihres oberen Hüftknochens befindet.

2 Ziehen Sie den Nabel kräftig ein. Atmen Sie ein, kicken Sie das obere Bein so weit wie möglich in Richtung Nase und lassen Sie es in dieser Position einmal leicht nach vorne federn.

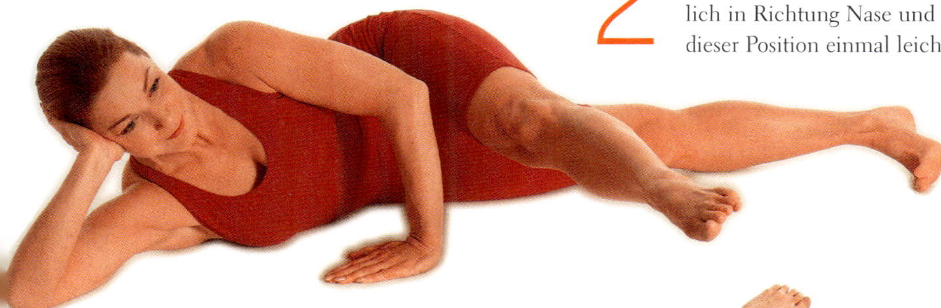

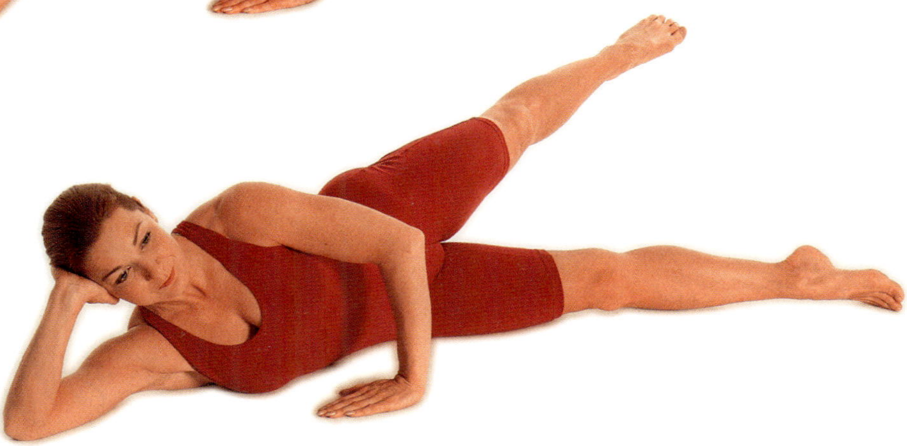

3 Beim Ausatmen schwingen Sie das Bein in einer kontrollierten Bewegung zurück und hinter sich, ohne sich dabei nach vorn zu lehnen. Ihr Bein bleibt auf Hüfthöhe. **10-mal wiederholen.**

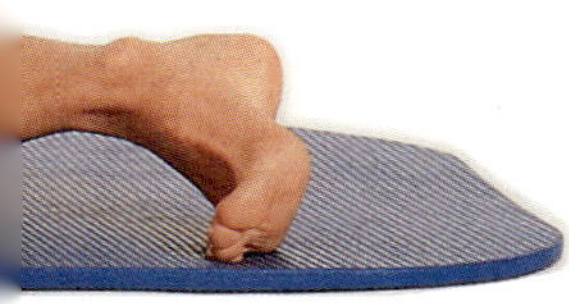

ÜBERGANG

Senken Sie das obere Bein wieder. Nun sind Sie bereit für die Übung Auf und Ab.

Auf und Ab

Diese Übung trainiert Hüften, Gesäß und Oberschenkel und dehnt die Innenseiten Ihrer Schenkel.

Ziel

- Das Bein bei der Aufwärtsbewegung etwas schneller zu bewegen; bei der Abwärtsbewegung der Schwerkraft Widerstand zu leisten und die Bewegung kontrolliert auszuführen.

Beachten Sie

- Die Beine bleiben während der ganzen Übung in der Pilates-Haltung.
- Ihre Hüfte sollte nicht nach vorn oder nach hinten kippen, während Sie das Bein heben.
- Obwohl dies eine Beinübung ist, muss die Bewegung von Ihren Bauchmuskeln ausgehen.

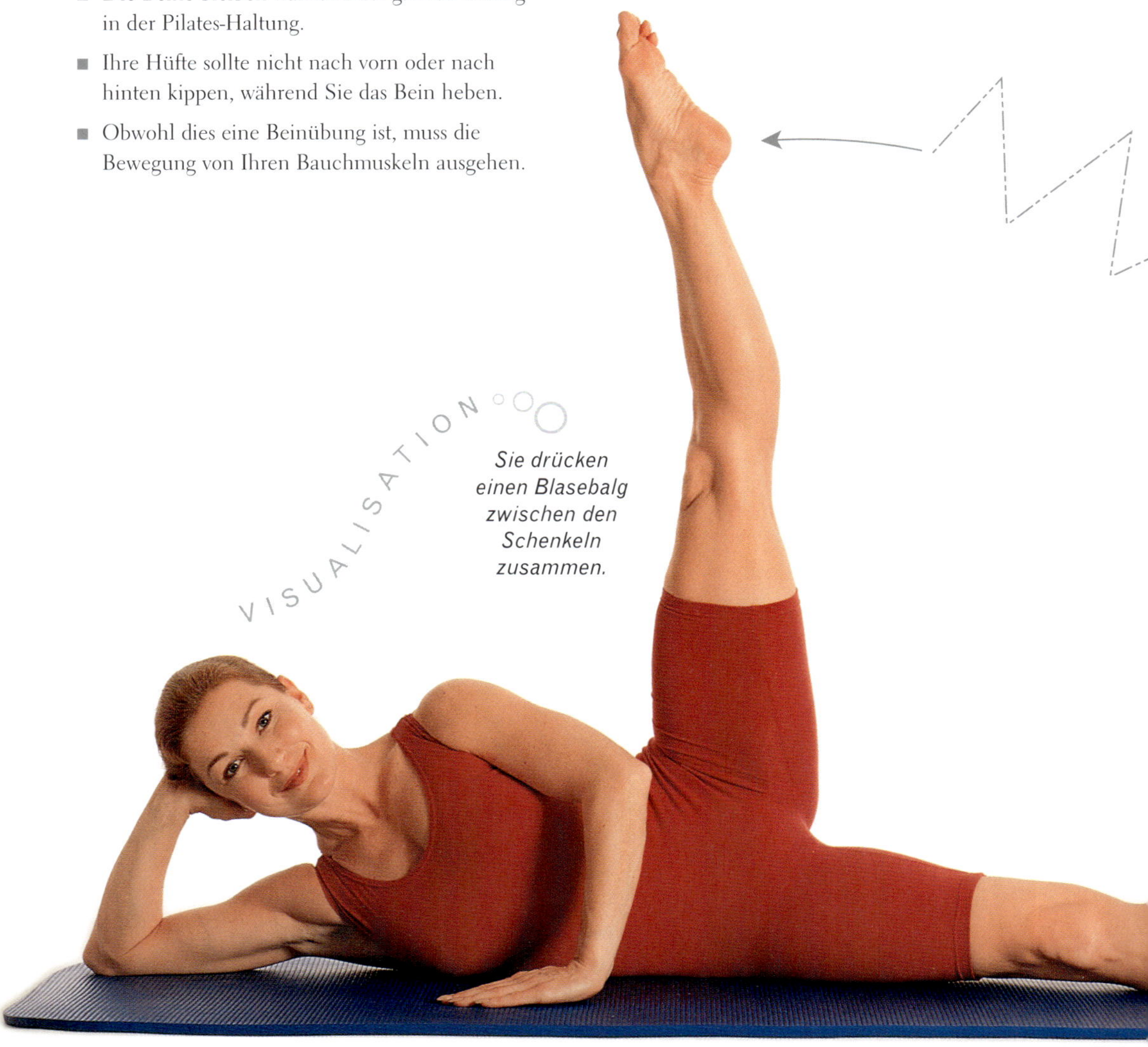

VISUALISATION

Sie drücken einen Blasebalg zwischen den Schenkeln zusammen.

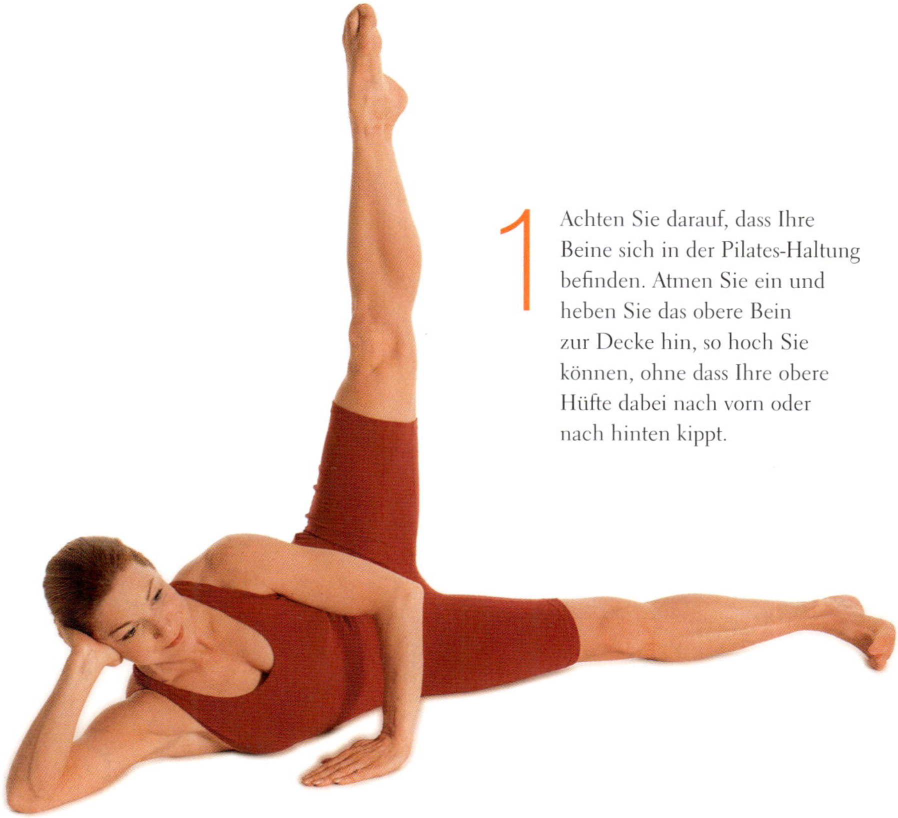

1 Achten Sie darauf, dass Ihre Beine sich in der Pilates-Haltung befinden. Atmen Sie ein und heben Sie das obere Bein zur Decke hin, so hoch Sie können, ohne dass Ihre obere Hüfte dabei nach vorn oder nach hinten kippt.

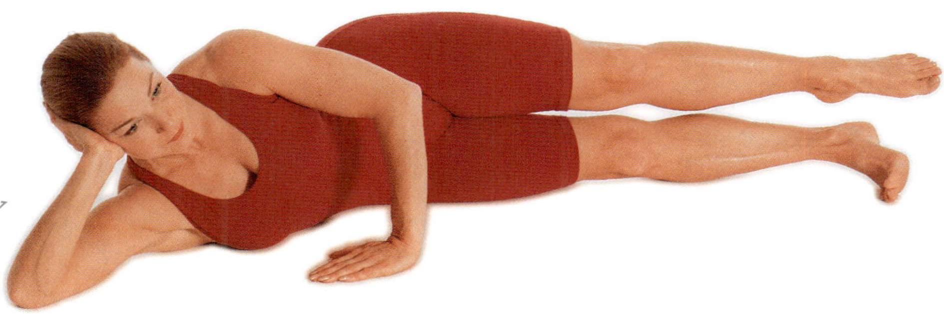

2 Dehnen Sie sich aus der Hüfte heraus und atmen Sie aus, während Sie das Bein langsam und kontrolliert wieder senken. **5–8-mal wiederholen.**

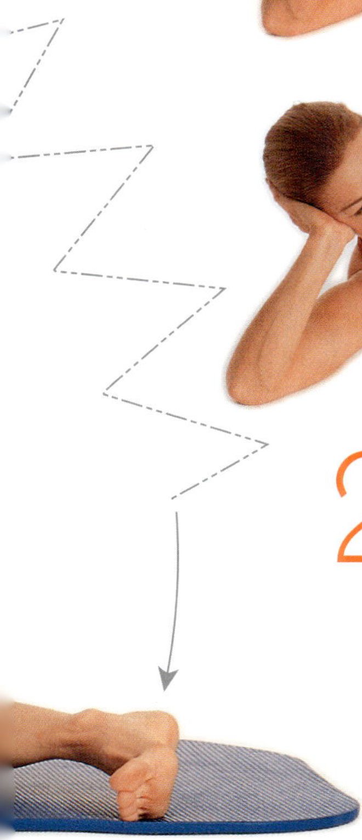

ÜBERGANG

Bleiben Sie in dieser Position; das obere Bein befindet sich in der Pilates-Haltung. Nun sind Sie bereit für die Kleinen Kreise.

Kleine Kreise

Diese Übung trainiert Hüften, Gesäß und Oberschenkel. Sobald Sie mehr Übung haben, beschleunigen Sie das Tempo Ihrer Kreise und konzentrieren sich dabei auf die Vorwärtsbewegung.

Ziel

- Einen gleichmäßigen Rhythmus einzuhalten; das Schwergewicht liegt auf der Vorwärtsbewegung.

Beachten Sie

- Die Bewegung muss von Ihrem ›Powerhouse‹ ausgehen und sollte nicht mit Schwung ausgeführt werden.
- Das obere Bein bleibt auf Hüfthöhe. Dehnen Sie es beim Kreisen

VISUALISATION

Sie zeichnen mit dem Bein einen Kreis.

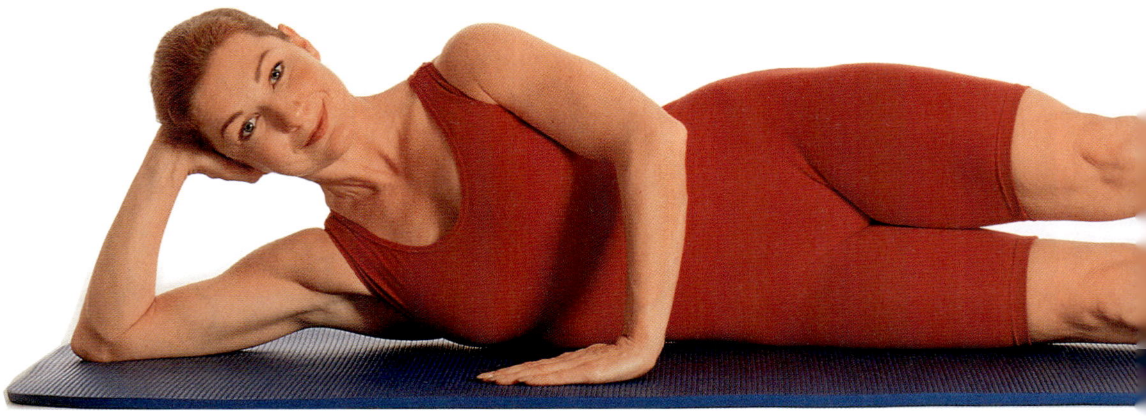

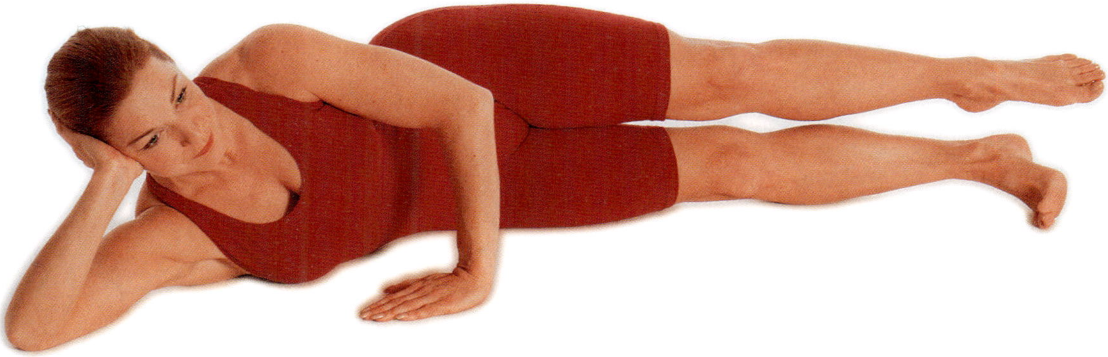

1 Dehnen Sie das obere Bein, atmen Sie ein und lassen Sie das Bein in kleinen, kontrollierten Bewegungen vorwärts kreisen. Achten Sie darauf, dass die Bewegung von Ihrer Körpermitte ausgeht.

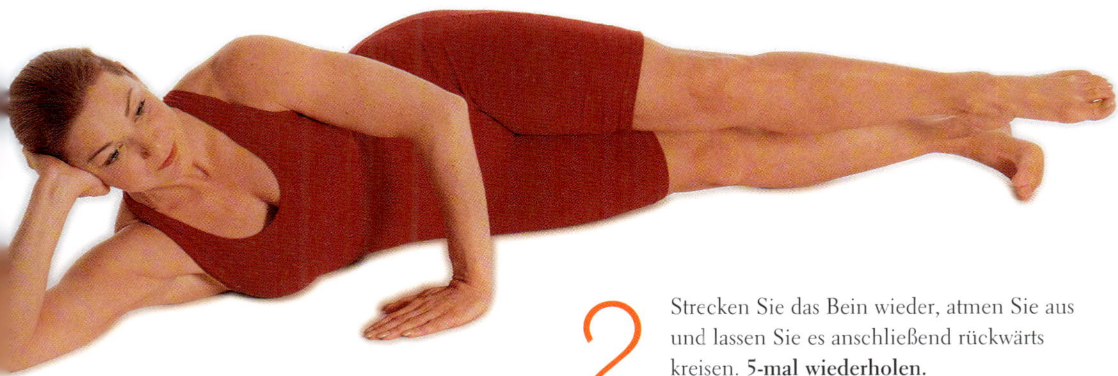

2 Strecken Sie das Bein wieder, atmen Sie aus und lassen Sie es anschließend rückwärts kreisen. **5-mal wiederholen.**

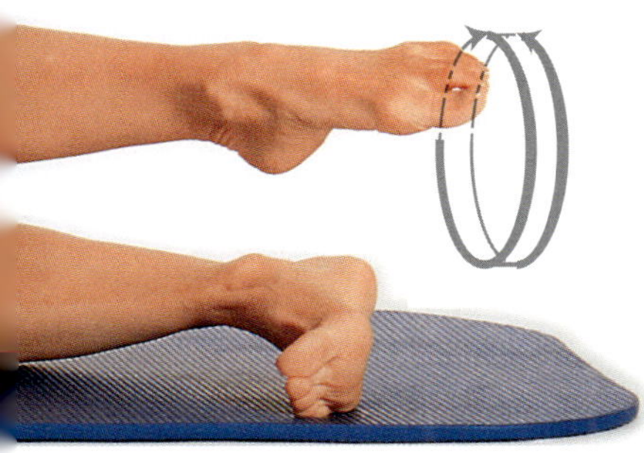

ÜBERGANG

Schließen Sie die Beine und drehen Sie sich in einer einzigen Bewegung auf den Bauch. Nun kommen die Beinschläge dran.

Beinschläge

Diese Übergangsübung hilft Ihnen, nach der ersten Seitenlage-Serie die Beine zu wechseln. Außerdem stärken Sie Ihr Gesäß und die Hinterseiten Ihrer Beine.

Ziel

- Die Übung aus Ihrer Körpermitte heraus zu machen. Zudem ist es wichtig, die Beine zu strecken, während Sie sie leicht zusammenschlagen.

Beachten Sie

- Ihr Nabel bleibt eingezogen.
- Entspannen Sie den oberen Rückenbereich und die Schultern.
- Lassen Sie die Beine nicht heftig zusammenklatschen.

1 Sie liegen auf dem Bauch. Legen Sie die Arme gebeugt vor sich hin; die Hände liegen übereinander. Stützen Sie die Stirn auf die Hände.

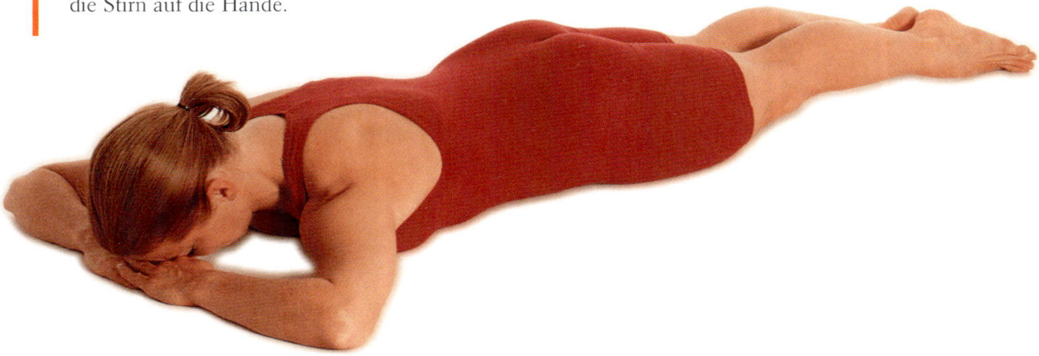

VISUALISATION

Ihre Beine werden von einem Metallstab gerade gehalten und aus einem Scharnier an der Hüfte heraus bewegt.

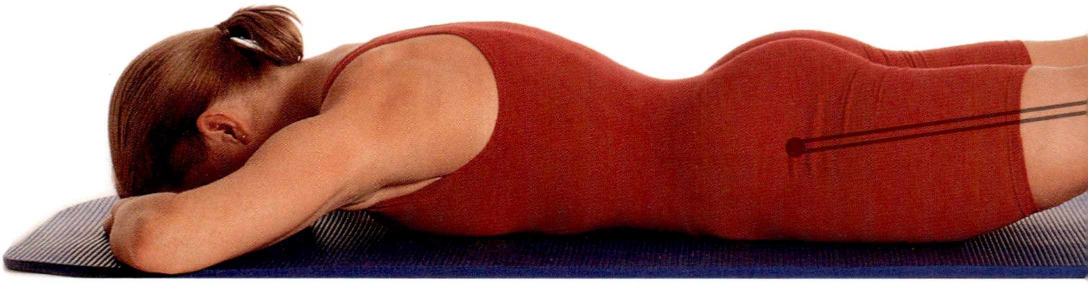

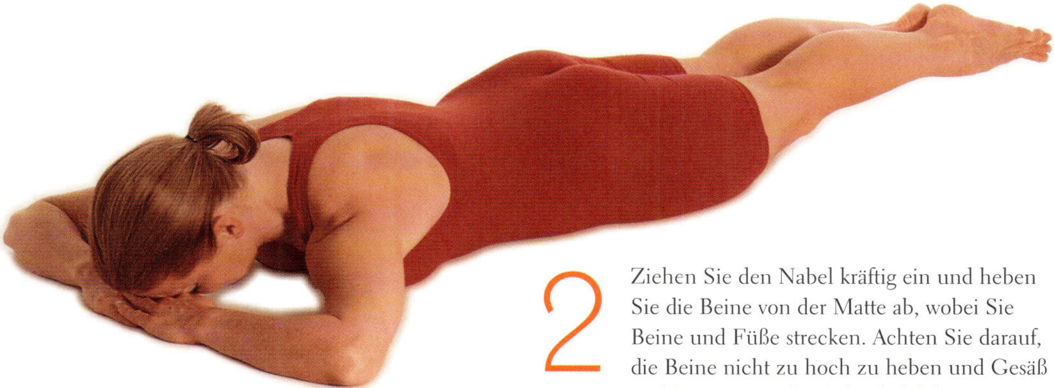

2 Ziehen Sie den Nabel kräftig ein und heben Sie die Beine von der Matte ab, wobei Sie Beine und Füße strecken. Achten Sie darauf, die Beine nicht zu hoch zu heben und Gesäß und Innenseiten der Schenkel dabei anzuspannen.

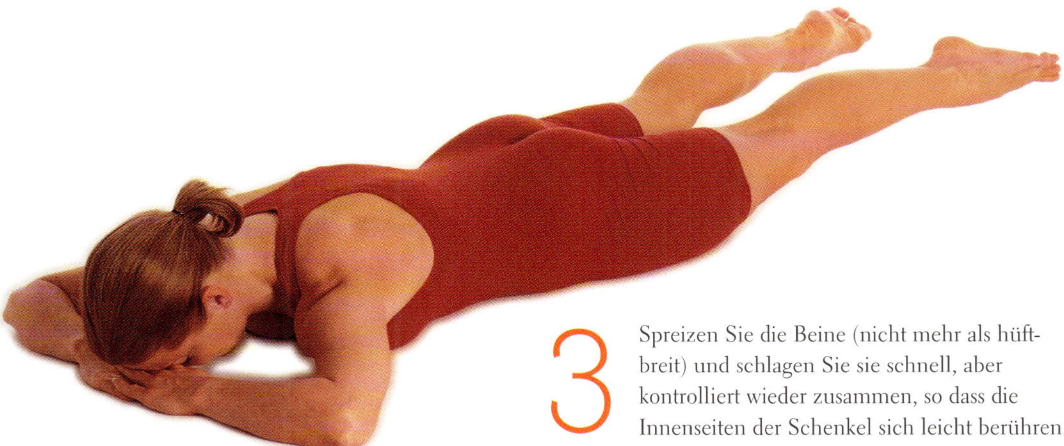

3 Spreizen Sie die Beine (nicht mehr als hüftbreit) und schlagen Sie sie schnell, aber kontrolliert wieder zusammen, so dass die Innenseiten der Schenkel sich leicht berühren. **Machen Sie diese Bewegung 5-mal beim Einatmen und 5-mal beim Ausatmen.** Dann lassen Sie die Beine sanft auf die Matte sinken.

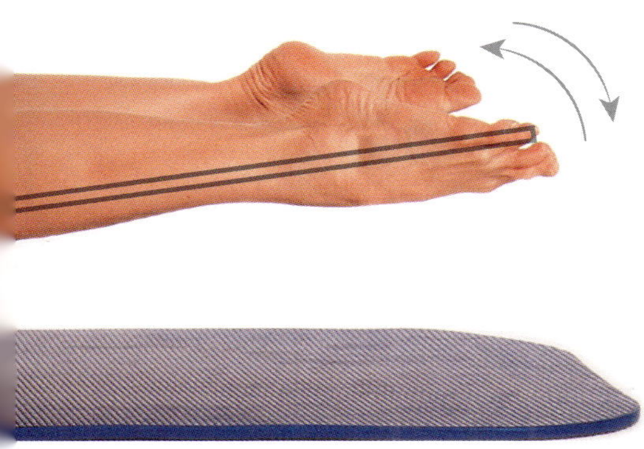

ÜBERGANG

Wenn Sie die Seitenlage-Serie bisher nur auf der rechten Seite liegend ausgeführt haben, kehren Sie zu Seite 68 zurück und wiederholen die Übungen auf der linken Seite. Die Beinschläge brauchen Sie nicht zweimal zu machen. Rollen Sie sich anschließend für die Knacknuß **auf den Rücken.**

Die Knacknuss

Dies ist eine sehr wirkungsvolle Übung, die Körpermitte und Wirbelsäule trainiert. Vielleicht müssen Sie zunächst die Anfänger-Variante (siehe Text und Bild unten rechts) machen, bis Ihr ›Kraftwerk‹ stark genug ist.

Ziel

- In der V-Position kontrolliert und unter Einsatz Ihres ›Powerhouse‹ zu balancieren.

Beachten Sie

- Rollen Sie langsam und kontrolliert einen Wirbel nach dem anderen ab und spannen Sie dabei die Bauchmuskeln an.
- Halten Sie die Beine beim Abrollen immer auf der gleichen Höhe.

VORSICHT

Wenn Ihr Kreuz schwach ist, eignet sich diese Übung vielleicht nicht für Sie. Bei Schmerzen oder Beschwerden lassen Sie sie weg.

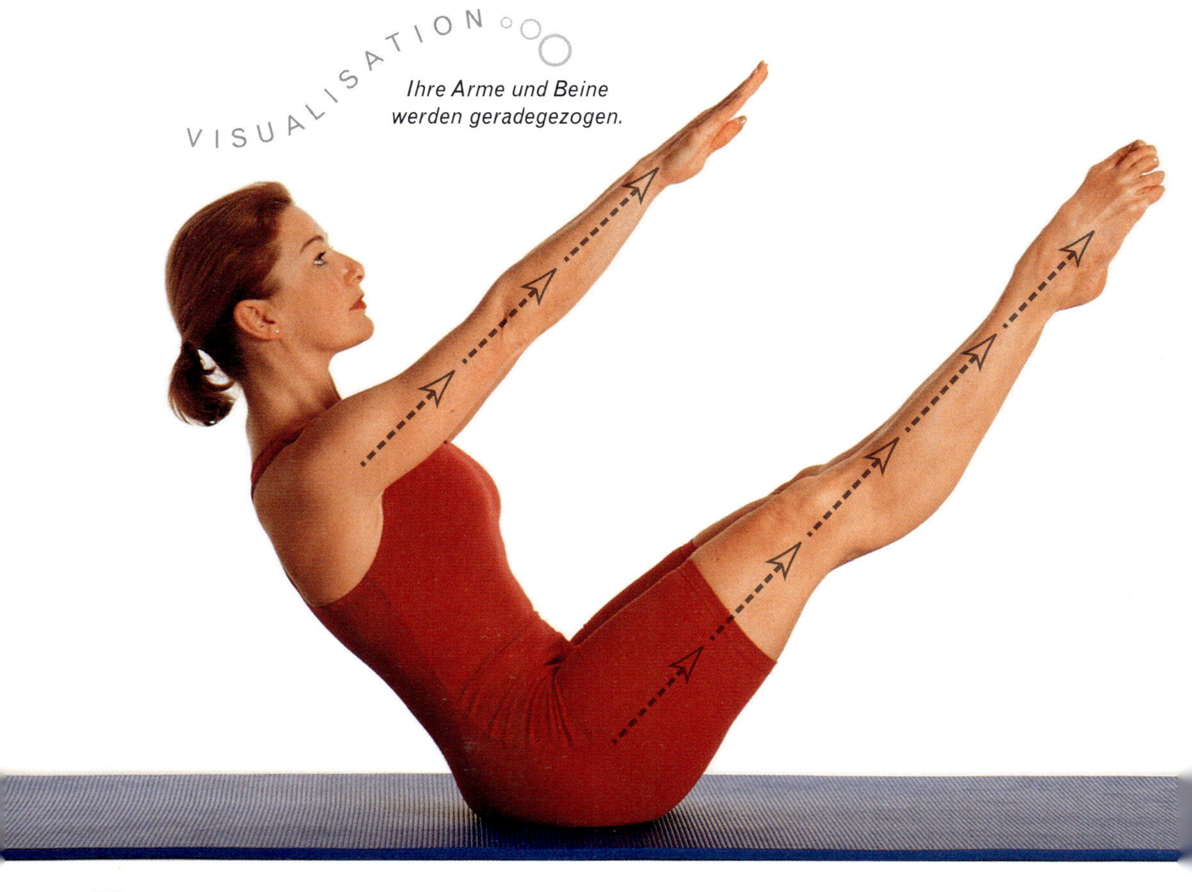

1 Ziehen Sie die Knie zur Brust und legen Sie die Arme an den Seiten ab; die Handflächen zeigen nach unten. Dann strecken Sie die Beine zur Decke und senken sie, bis sie einen Winkel von 45° zur Matte bilden. Recken Sie die Arme nach hinten, bis sie mit Ihren Ohren auf einer Linie liegen. Ihr Rücken bleibt dabei flach auf der Matte. Ziehen Sie den Nabel kräftig ein.

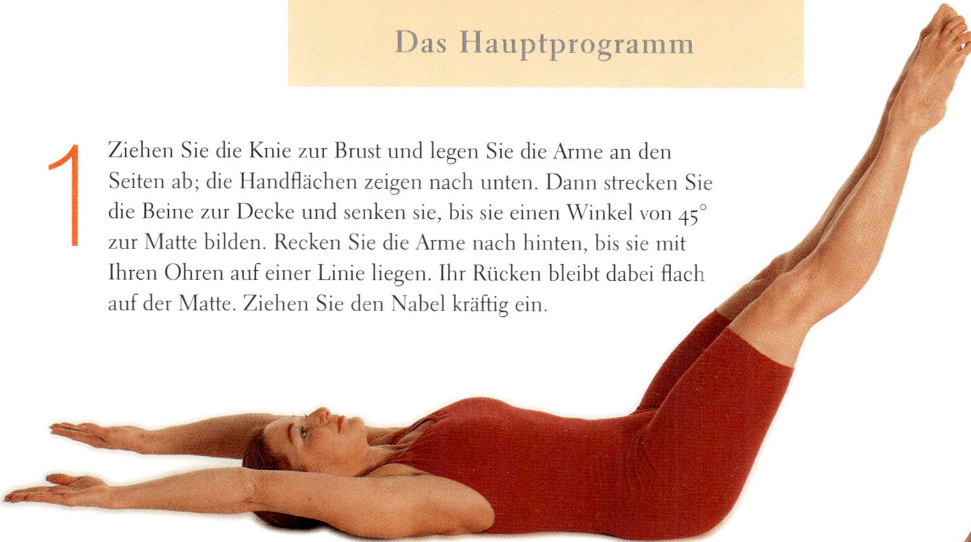

2 Atmen Sie ein und strecken Sie die Arme dabei nach oben und nach vorn; folgen Sie der Bewegung mit Ihrem Kopf. Rollen Sie sich langsam auf und strecken Sie die Arme zu den Zehen.

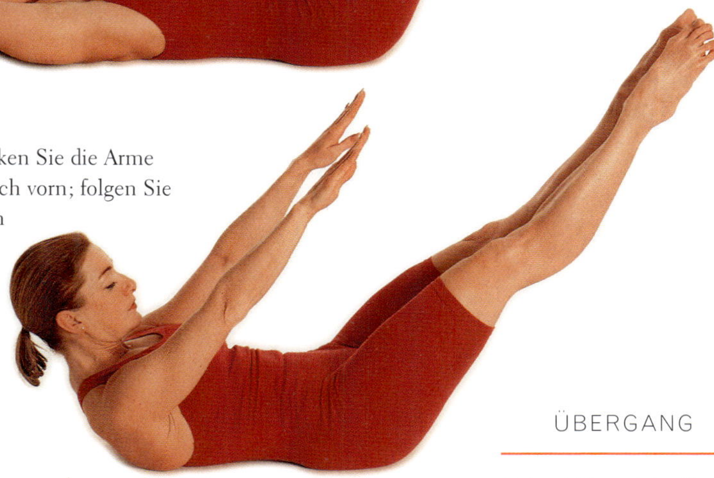

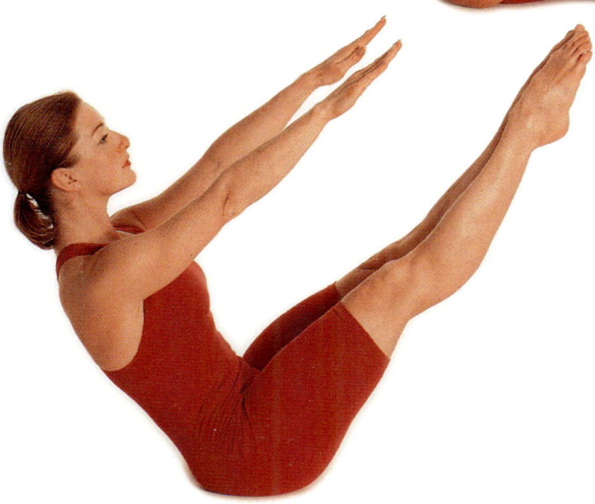

3 Balancieren Sie in V-Form auf Ihrem Steißbein; die Beine bilden dabei weiterhin einen Winkel von 45° zur Matte. Bleiben Sie kontrolliert in dieser Position. Beim Ausatmen rollen Sie mit einem Wirbel nach dem anderen auf die Matte zurück, strecken die Arme wieder über den Kopf und halten die Beine dabei angehoben. **3-mal wiederholen.**

ÜBERGANG

Sobald Sie auf der Matte liegen, ziehen Sie die Knie zur Brust. Dann strecken Sie die Beine auf der Matte aus und rollen einen Wirbel nach dem anderen auf. Das ist die Ausgangsposition für den Seehund.

VARIANTE FÜR ANFÄNGER

Ihre Füße stehen bei der Übung wie unten abgebildet fest auf der Matte. Die Beine sollten geschlossen sein.

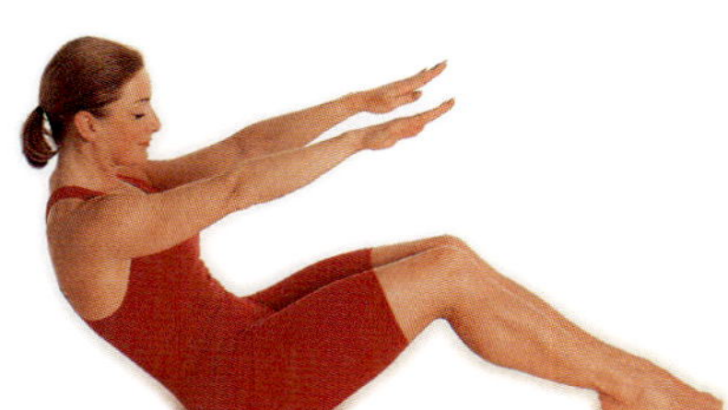

Der Seehund

Diese Übung eignet sich als Trainingsausklang und zum Abkühlen, obwohl Ihr ›Powerhouse‹ dabei noch intensiv gefordert wird. Außerdem bietet sie eine gute Massage für Ihr Kreuz.

Ziel

- Das Zusammenklatschen der Füße in Schritt 2 und 3 allmählich in die Übung aufzunehmen. Beim ersten Mal lassen Sie das Klatschen weg, bis Sie die Balance sicher zu halten vermögen.

Beachten Sie

- Ihre Füße sollten der Matte nahe kommen, sie aber nicht berühren.
- Halten Sie den Rücken gekrümmt, indem Sie den Nabel beim Vorwärts- und Rückwärtsrollen kräftig einziehen.
- Ihr Kopf sollte während der ganzen Bewegung in derselben Position bleiben.
- Heben Sie das Gesäß beim Rückwärtsrollen weit von der Matte ab.
- Das ist eine Lockerungsübung; also entspannen Sie sich dabei und genießen Sie sie.

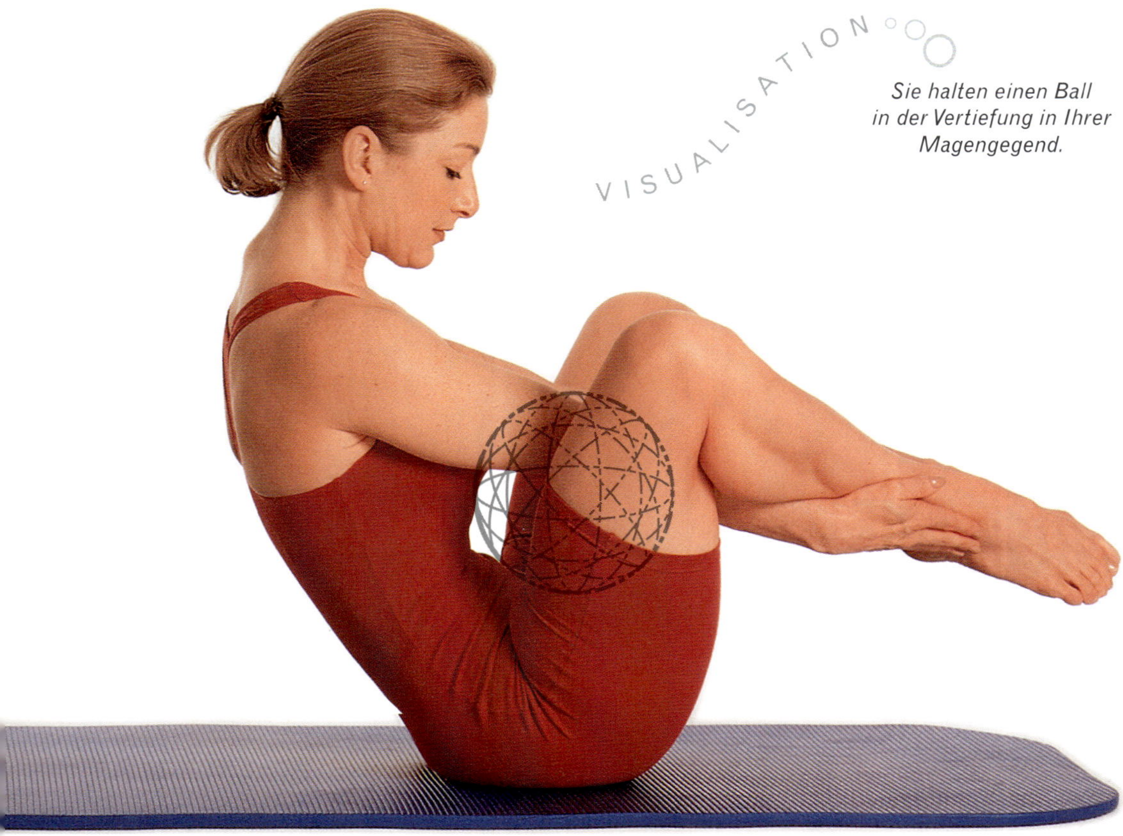

Sie halten einen Ball in der Vertiefung in Ihrer Magengegend.

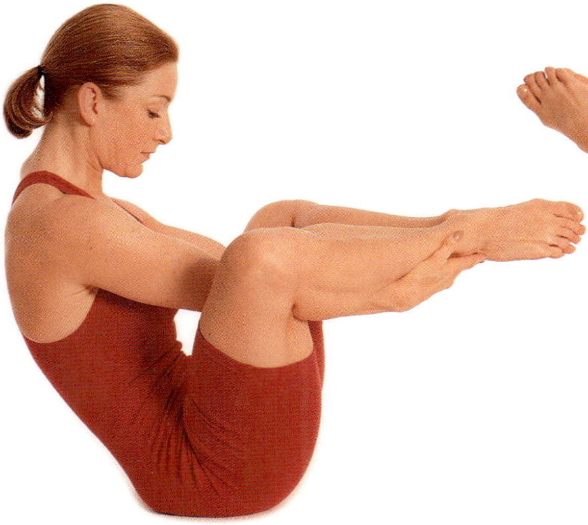

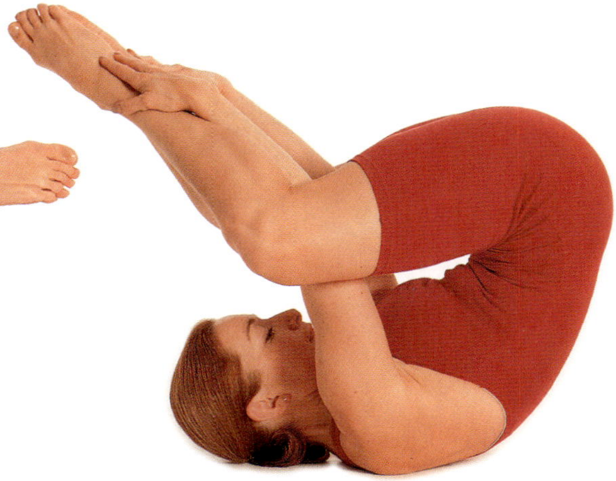

1 Setzen Sie sich auf, winkeln Sie die Beine an und bringen Sie die Innenseiten Ihrer Füße zusammen. Ihre Knie sollten geöffnet sein und zu den Schultern zeigen. Greifen Sie mit den Händen zwischen den Knien durch und umfassen Sie die Außenseiten Ihrer Fußknöchel. Dann heben Sie die Füße von der Matte ab, neigen sich nach hinten und balancieren auf dem Gesäß. Drücken Sie das Kinn in Richtung Brust und ziehen Sie den Nabel ein.

2 Nun atmen Sie ein und rollen so weit zurück, bis Sie oben auf Ihren Schulterblättern zu liegen kommen. Achten Sie dabei darauf, dass Ihr Kinn zur Brust zeigt. Klatschen Sie die Füße 3-mal zusammen.

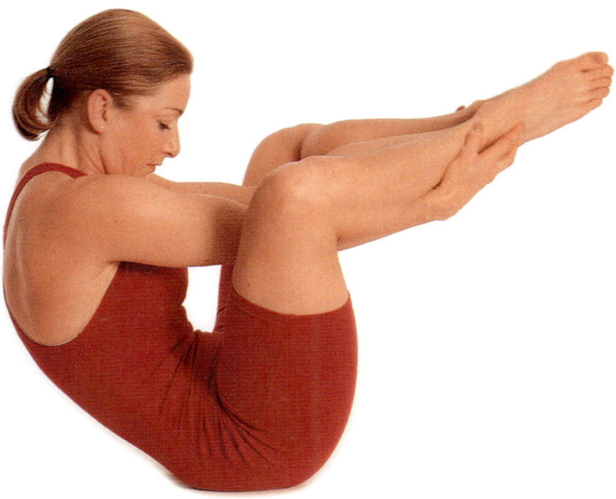

3 Atmen Sie aus und rollen Sie sich aus Ihrem ›Powerhouse‹ heraus hoch. Balancieren Sie wieder auf dem Gesäß und schlagen Sie die Füße 3-mal zusammen. **6-mal wiederholen.**

ÜBERGANG

Gut gemacht! Sie haben das Hauptprogramm geschafft.

Ziehen Sie die Knie zur Brust, um Ihr Kreuz zu dehnen. Sobald Sie bereit sind, setzen Sie sich auf, wobei Sie einen Wirbel nach dem anderen aufrollen. Stehen Sie mit der gleichen rollenden Bewegung langsam auf; zuletzt strecken Sie den Kopf in die Höhe.

Falls Sie weitermachen möchten, blättern Sie um. Nun folgt das optionale Programm.

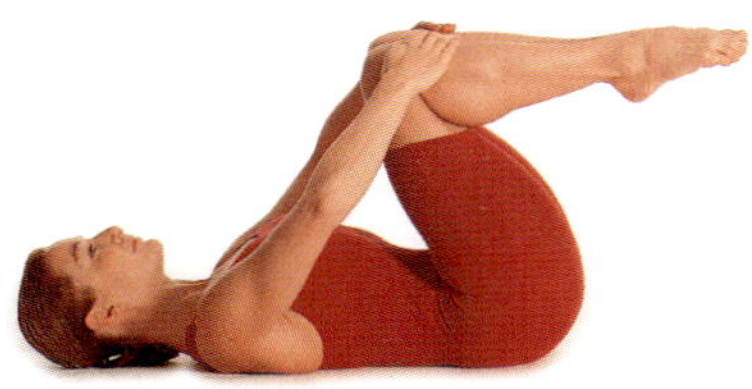

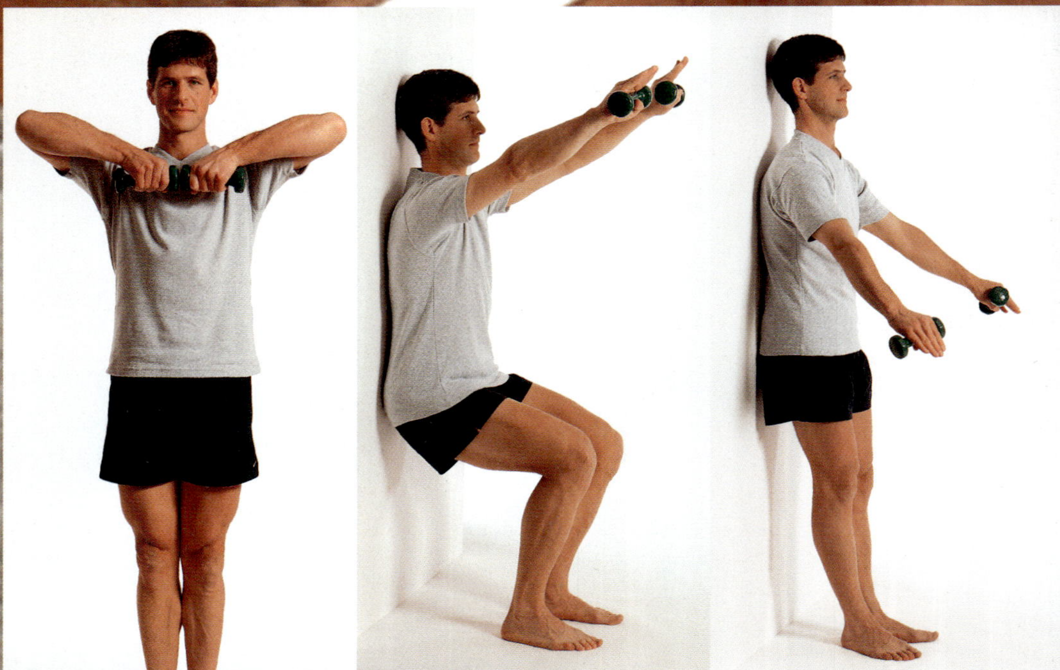

DAS OPTIONALE PROGRAMM

Dieser Teil enthält zwei Arten von Übungen: die Armübungen im Stehen und die Wandübungen. Diese Übungen werden ohne Matte gemacht. Sie können so viele oder so wenige davon an Ihr Trainingsprogramm anhängen, wie Sie möchten. Wenden Sie dabei dieselben Prinzipien an, die Sie weiter vorne gelernt und bereits bei den anderen Übungen praktiziert haben.

Dies ist das erste Mal, dass Sie Pilates-Übungen im Stehen machen werden. Vielleicht sollten Sie vorher zur Gedächtnisauffrischung noch einmal die Pilates-Prinzipien (siehe Seite 8–9) lesen. Wie bei allen Pilates-Übungen gehen sämtliche Bewegungen von Ihrem ›Powerhouse‹ aus; Ihr ganzer Körper ist aktiv und leistet der Schwerkraft Widerstand.

ARMÜBUNGEN IM STEHEN Diese Übungen wurden aus einer ganzen Reihe von Übungen im Stehen ausgewählt, die Joseph Pilates entwickelt hat. Sie wirken straffend auf Ihre Oberkörpermuskulatur und tragen außerdem dazu bei, Brust und Schultern zu lockern, die häufig verspannt sind. Die meisten Frauen können von einem solchen Training ihres Oberkörpers profitieren und die Muskelkraft ganz langsam aufbauen, ohne davon unschöne ›Muskelpakete‹ zu bekommen.

Die Armübungen im Stehen werden in Pilates-Kursen häufig gelehrt; die meisten eignen sich gut für Anfänger. Die einzige Übung, an die Sie sich als Pilates-Neuling nicht heranwagen sollten, ist der *Käfer* (siehe Seite 84–85). Diese Übung sollten Sie erst machen, wenn Sie bereits mit dem Hauptprogramm vertraut sind.

WANDÜBUNGEN Diese Übungen eignen sich zum Auflockern nach einer Trainingssitzung und tun auch sonst gut, zum Beispiel, um nach einem anstrengenden Tag abzuschalten. Wenn Sie Stress bei der Arbeit haben, ziehen Sie zwischendurch einmal die Schuhe aus und machen Sie die Übung *Abrollen gegen die Wand* (siehe Seite 94–95). Das wirkt beruhigend und hilft, Verspannungen in Nacken und Schultern abzubauen. Die Wandübungen fördern zudem eine korrekte Haltung, von der Ihr Körper den ganzen Tag über profitieren wird.

TRAINIEREN MIT HANTELN Sobald Sie die Übungen in diesem Abschnitt beherrschen, können Sie mit leichten Hanteln arbeiten, um Ihre Muskeln intensiver zu trainieren. Dadurch wird die Muskulatur in Ihrem Oberkörper stärker geformt. Um mit Handeln risikolos zu trainieren, beachten Sie bitte folgendes:

- Gehen Sie in die Knie, um die Hanteln aufzuheben, und setzen Sie dabei Ihr ›Powerhouse‹ ein.
- Eine Hantel sollte nicht mehr als 1 kg (für Frauen) bzw. 1,5–2 kg (für Männer) wiegen.
- Achten Sie darauf, beim Trainieren die Arme nicht durchzudrücken.
- Umklammern Sie die Hanteln nicht zu fest, aber halten Sie Ihre Handgelenke gerade.
- Denken Sie daran, alle Übungen von der Körpermitte, Ihrem ›Kraftwerk‹, aus zu steuern.
- Bei Problemen mit Armen, Händen oder Oberkörper ist das Trainieren mit Hanteln nicht zu empfehlen, es sei denn, Sie haben vorher Ihren Physiotherapeuten um Rat gefragt.
- Bei Rückenschmerzen oder -beschwerden sollten Sie auf Hanteln verzichten.

Armbeugen

Dies ist die erste der Armübungen im Stehen; sie verbessert die Kondition Ihrer Armmuskulatur, Ihre Körperhaltung und die Position des Brustkorbs beim Stehen.

Ziel

- Achten Sie darauf, die Bewegung von Ihrer Körpermitte ausgehen zu lassen und die Arme zu dehnen, ohne die Ellbogen dabei durchzudrücken.

Beachten Sie

- Beugen und strecken Sie Ihre Arme kontrolliert, um einen größeren Widerstand zu schaffen.
- Schauen Sie nicht auf den Boden, sondern nach vorn.
- Die Schultern bleiben unten und sind entspannt, während Sie die Arme heben.
- Strecken Sie Ihre Arme nicht ruckhaft. Führen Sie die Bewegung kontrolliert und in gleichmäßigem Tempo aus.
- Ihre Beine sollten sich in der Pilates-Haltung befinden; also denken Sie daran, Gesäß und Innenseiten der Schenkel anzuspannen

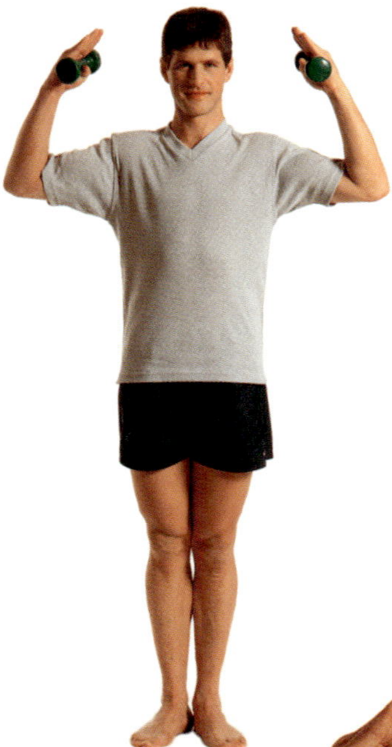

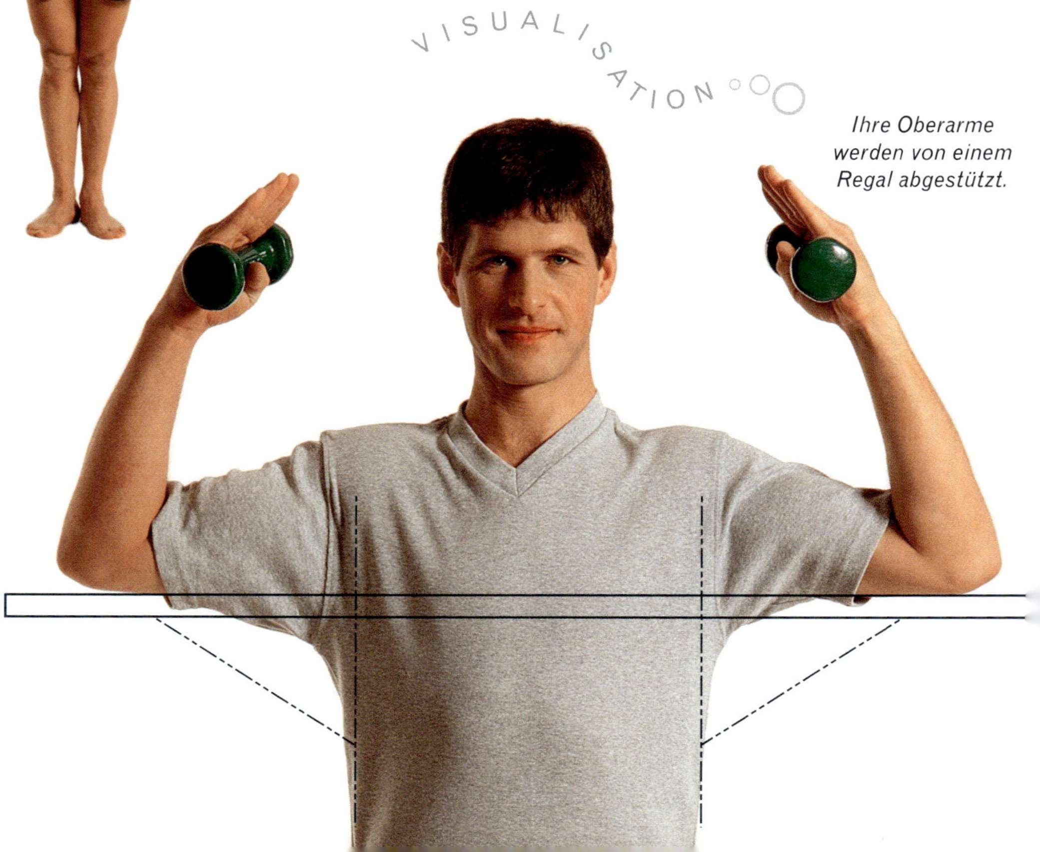

Ihre Oberarme werden von einem Regal abgestützt.

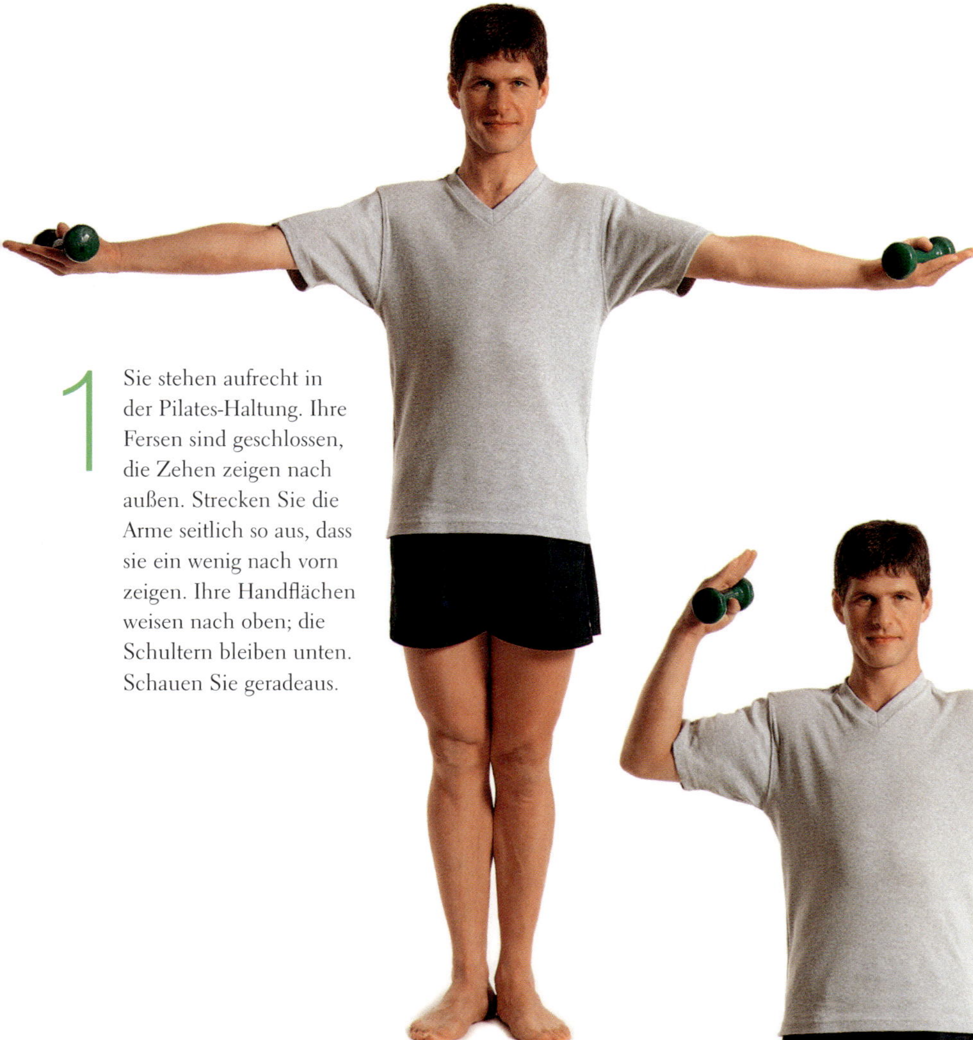

1 Sie stehen aufrecht in der Pilates-Haltung. Ihre Fersen sind geschlossen, die Zehen zeigen nach außen. Strecken Sie die Arme seitlich so aus, dass sie ein wenig nach vorn zeigen. Ihre Handflächen weisen nach oben; die Schultern bleiben unten. Schauen Sie geradeaus.

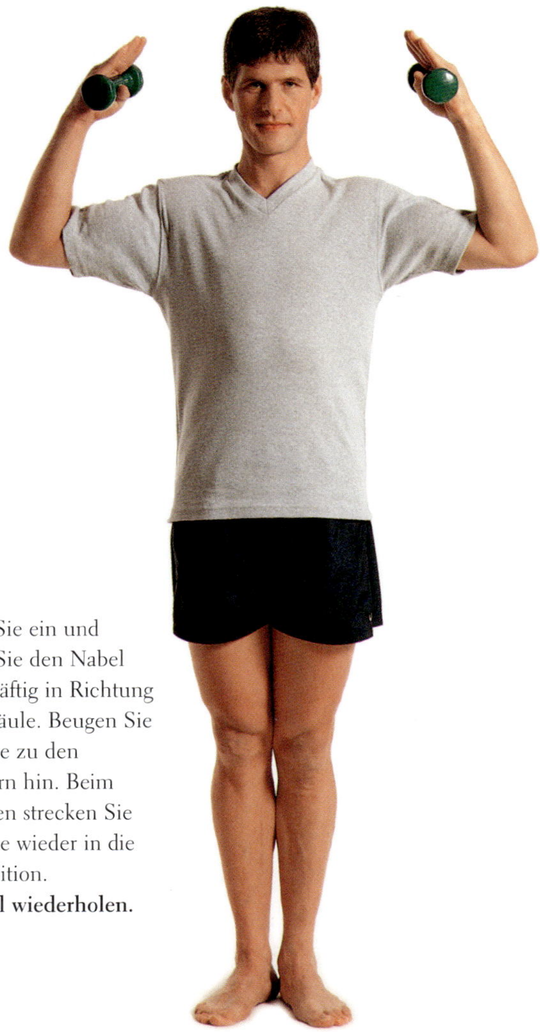

2 Atmen Sie ein und ziehen Sie den Nabel dabei kräftig in Richtung Wirbelsäule. Beugen Sie die Arme zu den Schultern hin. Beim Ausatmen strecken Sie die Arme wieder in die Startposition.
4–8-mal wiederholen.

Der Käfer

Diese Übung ist ein gutes Training für Körpermitte, Arme und Brustkorb.

Ziel

- Ihr Rücken sollte bei der Übung so flach wie möglich sein. Sobald Sie mehr Muskelkraft haben, verbleiben Sie einen Moment in der Stellung mit den geöffneten Armen.

Beachten Sie

- Hüften, Knie und Füße sollten immer korrekt ausgerichtet sein. Die Beine sind gebeugt und drücken das Steißbein nach oben.
- Ziehen Sie den Nabel während der ganzen Übung ein.
- Achten Sie beim Heben der Arme auf Ihre Handgelenke – sie sollten immer in der gleichen Position bleiben.
- Die Arme sollen in einer Linie mit den Schultern bleiben, wenn Sie sie seitlich anheben.

VISUALISATION

Ihr Rücken ist flach wie ein Brett, so dass Sie einen Ball darauf balancieren könnten.

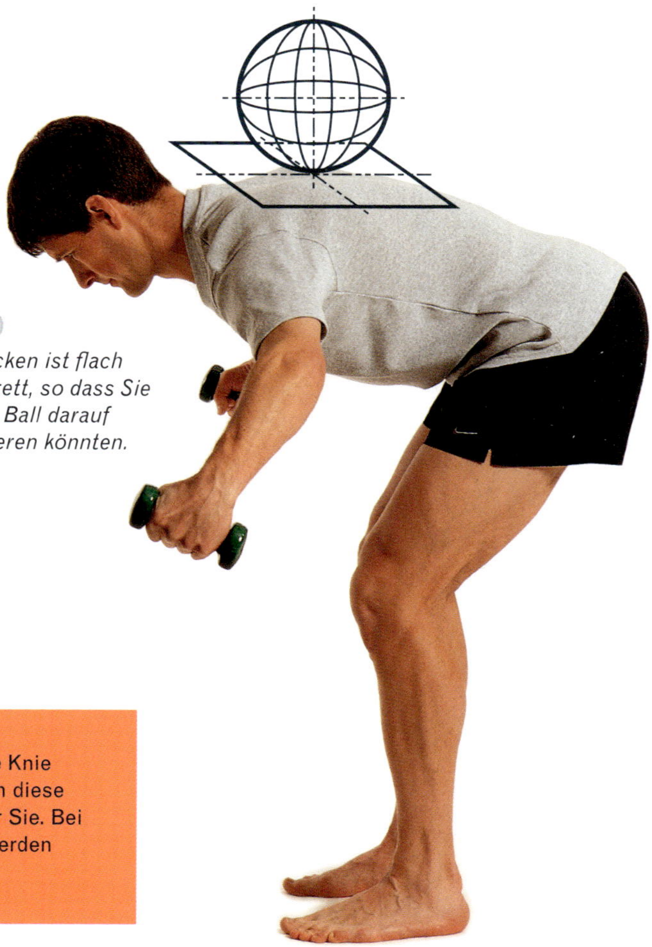

VORSICHT

Wenn Ihr Kreuz oder Ihre Knie schwach sind, eignet sich diese Übung vielleicht nicht für Sie. Bei Schmerzen oder Beschwerden lassen Sie sie weg.

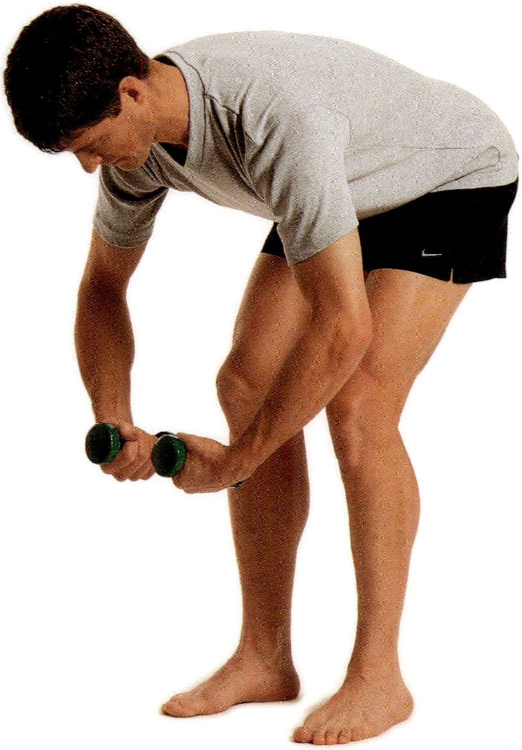

1 Stellen Sie sich hin; Ihre Füße stehen parallel zueinander genau auf Hüftbreite. Beugen Sie die Beine leicht, lassen Sie die Arme locker herabhängen und ziehen Sie den Nabel ein. Drücken Sie das Steißbein zur Decke, bis Ihr Rücken ganz flach ist. Schauen Sie vor sich auf den Boden, so daß Nacken und Wirbelsäule gleich ausgerichtet sind. Beugen Sie die Arme ein wenig.

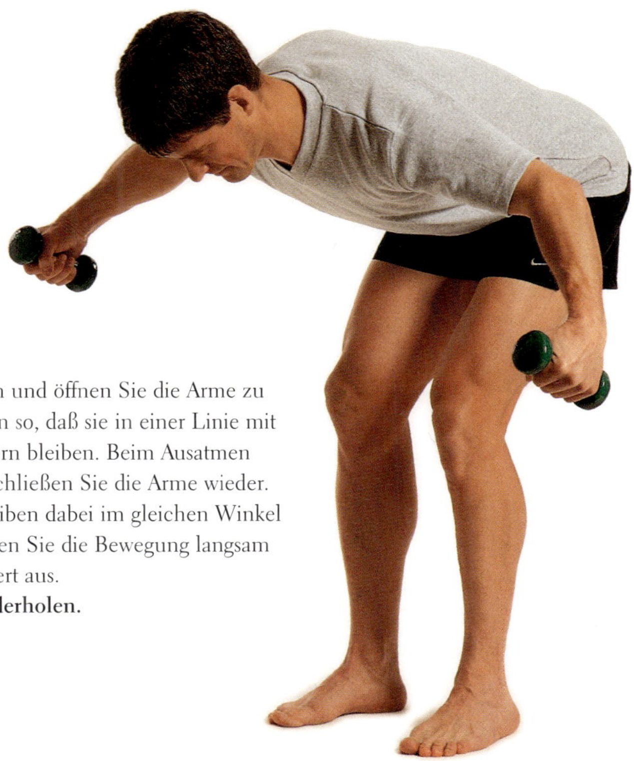

2 Atmen Sie ein und öffnen Sie die Arme zu den Seiten hin so, daß sie in einer Linie mit Ihren Schultern bleiben. Beim Ausatmen senken und schließen Sie die Arme wieder. Die Arme bleiben dabei im gleichen Winkel gebeugt; führen Sie die Bewegung langsam und kontrolliert aus.
2–4-mal wiederholen.

Der Reißverschluß

Bei dieser Übung können Sie Gleichgewicht, Körperkoordination, die richtige Haltung Ihres Brustkorbs und Kontrolle über Ihr ›Powerhouse‹ trainieren.

Ziel

- Ihre Körpermitte aufrecht und angespannt zu halten und Ihre Balance zu verbessern, während Sie Fersen und Arme heben.

Beachten Sie

- Spannen Sie das Gesäß an und ziehen Sie die Innenseiten der Schenkel nach innen, damit Ihre Fersen geschlossen bleiben – vor allem, wenn Sie sie vom Boden abheben.
- Setzen Sie Ihr Körpergewicht als Widerstand ein, während Sie die Arme heben und senken.
- Die Schultern bleiben entspannt.
- Lassen Sie die Bewegung von Ihrer Körpermitte ausgehen.

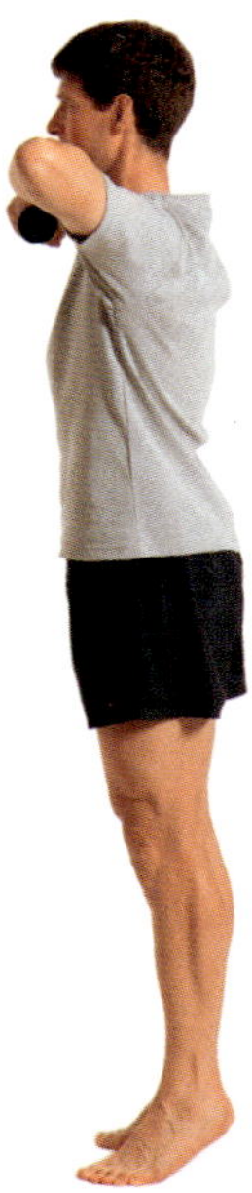

VISUALISATION

Sie ziehen eine Feder hoch und lassen sie dann kontrolliert wieder nach unten zurückfedern.

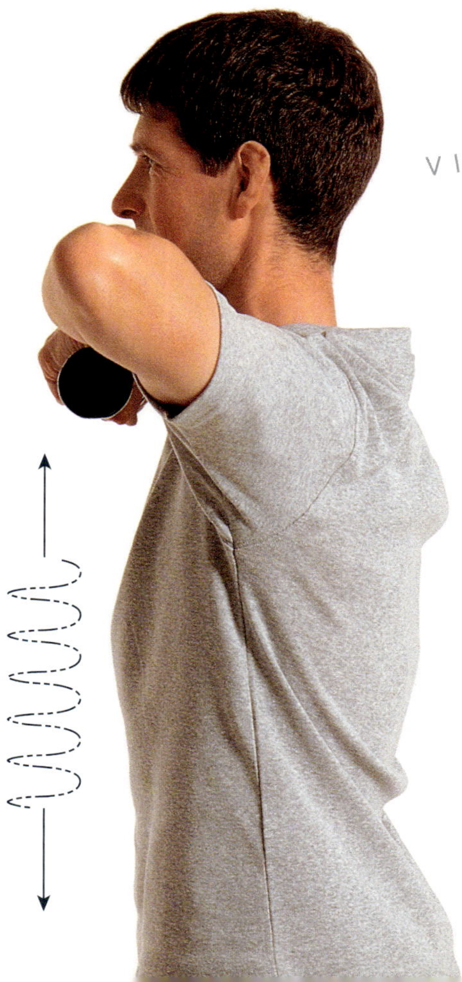

1 Stehen Sie aufrecht in der Pilates-Haltung. Ihre Fersen sind geschlossen, die Zehen zeigen nach außen; die Arme hängen locker an den Seiten herunter. Nun halten Sie die Hände zusammen vor Ihren Unterleib und schauen nach vorn. Ihre Schultern bleiben dabei offen und entspannt.

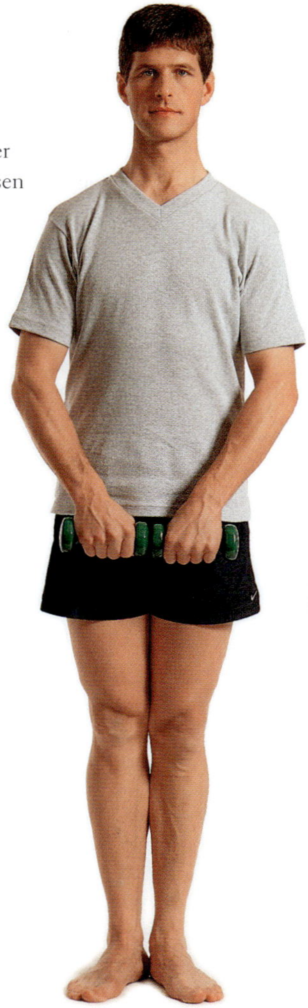

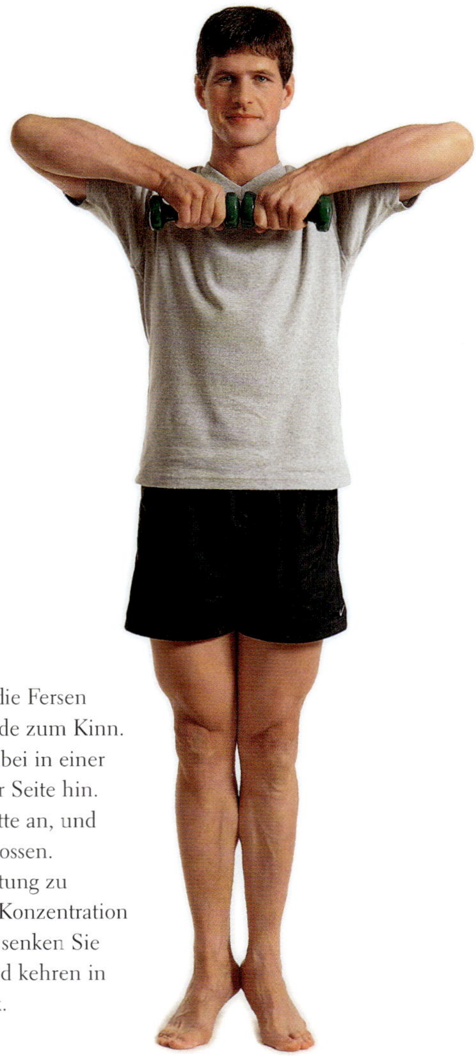

2 Beim Einatmen heben Sie die Fersen vom Boden ab und die Hände zum Kinn. Die Ellbogen heben sich dabei in einer kontrollierten Bewegung zur Seite hin. Spannen Sie Ihre Körpermitte an, und halten Sie die Fersen geschlossen. Versuchen Sie in dieser Haltung zu balancieren, ohne daß Ihre Konzentration abschweift. Beim Ausatmen senken Sie Arme und Fersen wieder und kehren in die Ausgangsposition zurück.
5mal wiederholen.

Die Kopfrasur

Diese Übung stärkt und formt die Oberarmmuskulatur und trainiert gleichzeitig Ihr ›Kraftwerk‹. Sie ist schwieriger, als sie aussieht, und muß mit Kontrolle aus der Körpermitte heraus ausgeführt werden.

Ziel

- Sobald Sie die Übung beherrschen, erhöhen Sie den Schwierigkeitsgrad: Versuchen Sie die Fersen vom Boden abzuheben, während Sie die Arme hochstrecken.

VISUALISATION

Sie tragen einen Gürtel, der Ihre Bauchmuskeln nach innen drückt.

Beachten Sie

- Ihre Ellbogen sollten locker nach außen abgewinkelt sein, während Sie die Arme beugen.
- Strecken Sie die Arme von sich weg, ohne dabei die Schultern zu heben.
- Sie steuern diese Bewegung von Ihrer Körpermitte aus.
- Halten Sie die Fersen während der ganzen Übung geschlossen.
- Schauen Sie geradeaus, obwohl das Kinn zur Brust gedrückt ist.

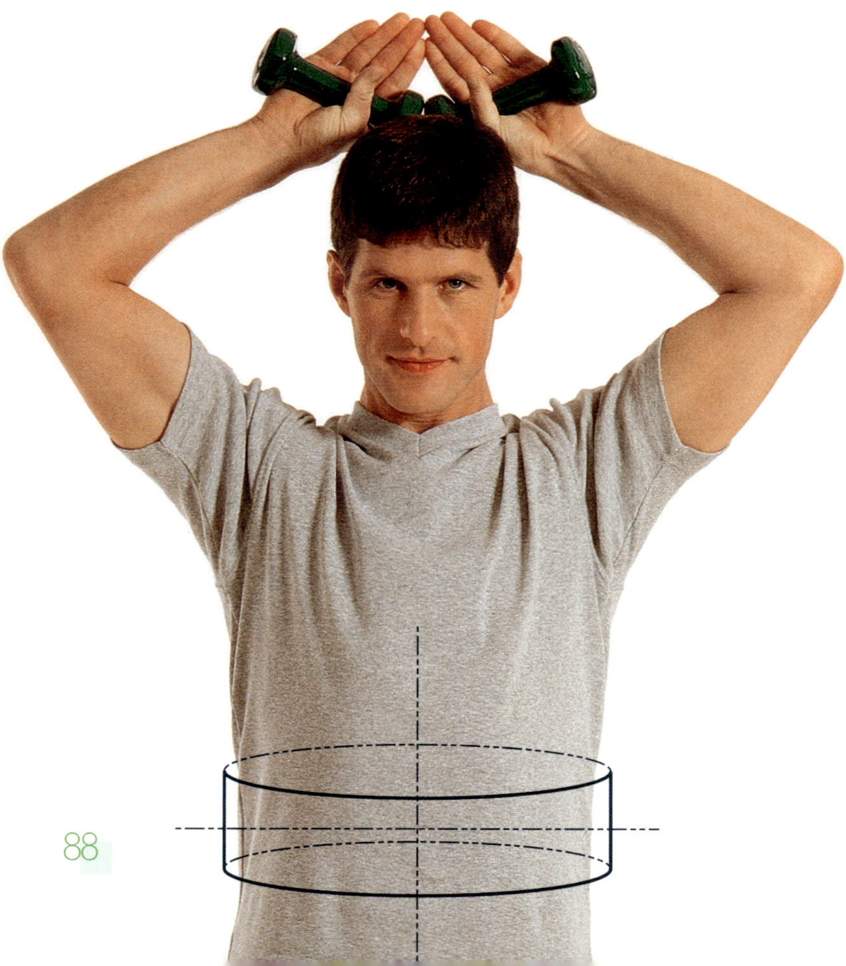

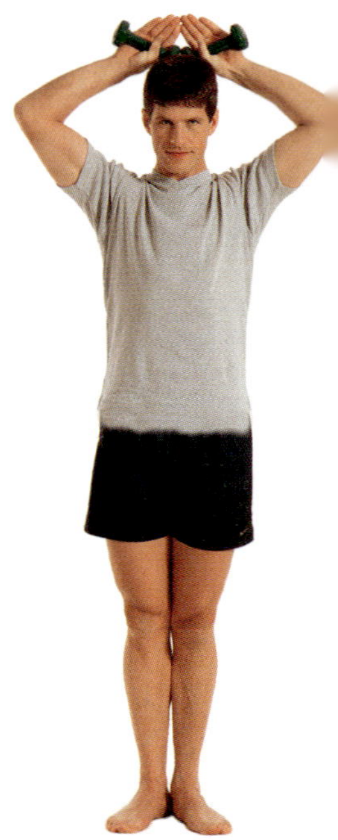

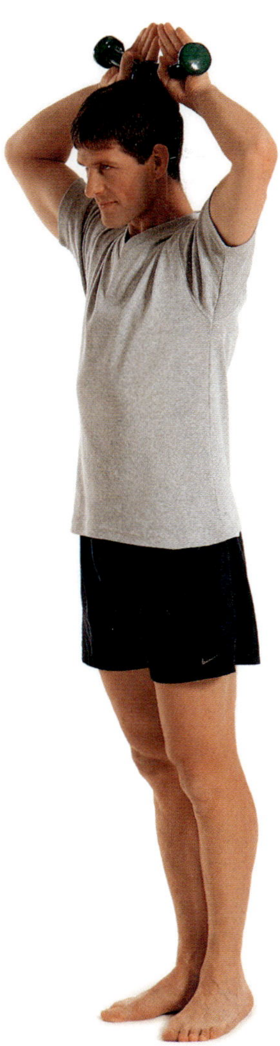

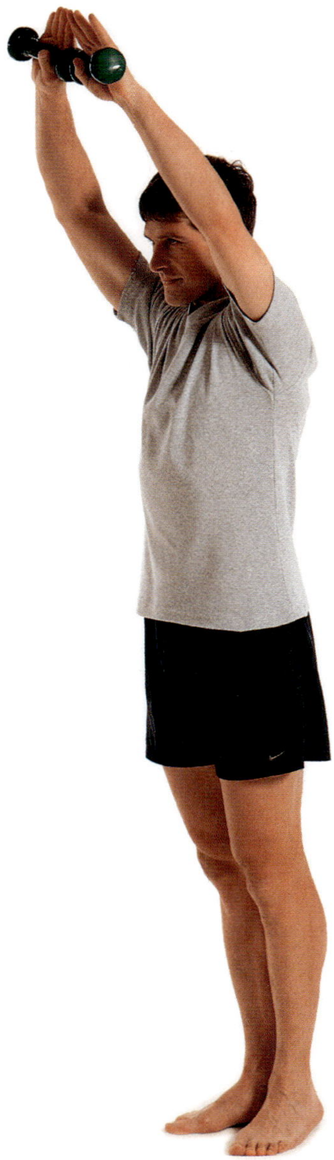

1 Sie stehen aufrecht in der Pilates-Haltung; Ihre Arme befinden sich hinter dem Kopf, die Ellbogen sind locker nach außen abgewinkelt. Schieben Sie die Hände so zusammen, daß Daumen und Zeigefinger ein Dreieck bilden. Lehnen Sie sich aus dem Rumpf heraus leicht nach vorn und spannen Sie Ihre Körpermitte an.

2 Atmen Sie ein und strecken Sie die Arme dabei schräg nach oben, bis sie sich auf einer Linie mit Ihren Ohren befinden. Beim Ausatmen kehren Sie mit einer kontrollierten Bewegung wieder in die Ausgangsposition zurück. Achten Sie darauf, Ihre Ellbogen dabei nicht durchzudrücken und die Schultern nicht hochzuziehen.
3–5mal wiederholen.

Armkreisen

Bei dieser Übung können Sie lernen, Ihre Wirbelsäule bewußt zu dehnen und den Oberkörper zu öffnen, während Sie die Bewegung aus Ihrer Körpermitte heraus steuern. Dies ist die erste der Wandübungen.

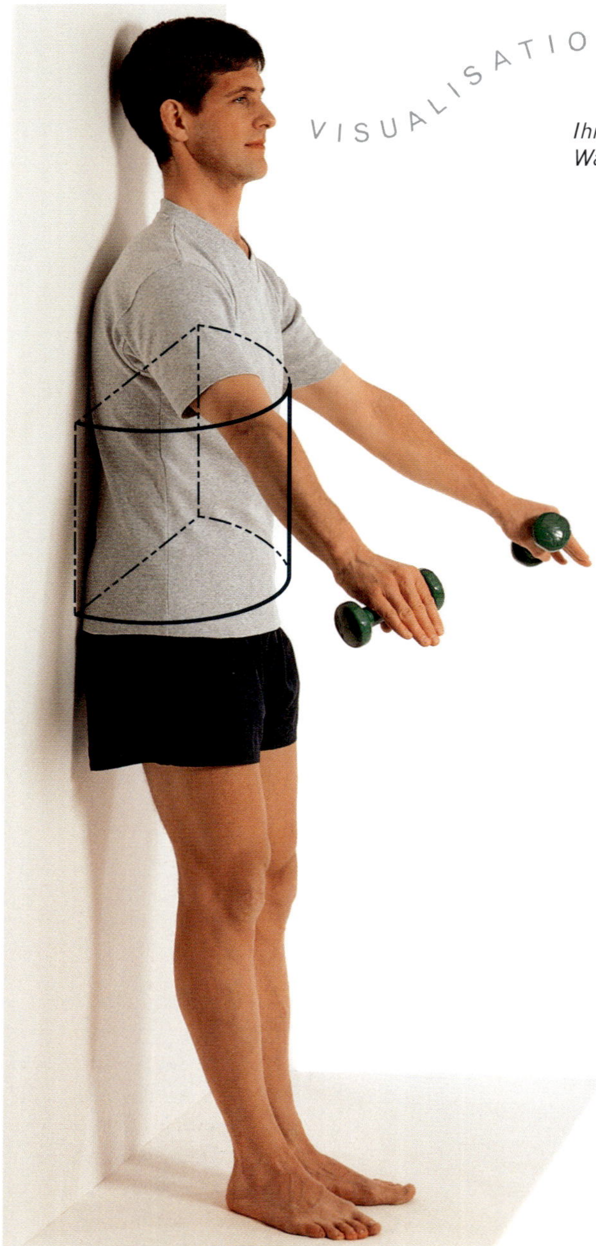

Ziel

- Anfangs werden Sie vielleicht merken, daß Sie ein leichtes Hohlkreuz machen, während Sie die Arme heben. Das Ziel besteht darin, diese Übung mit flachem Rücken durchzuführen: jeder einzelne Wirbel sollte die Wand berühren.

Beachten Sie

- Überprüfen Sie die Position Ihres Oberkörpers. Ihre Schultern sollten unten und entspannt bleiben und der Nacken in einer Linie mit der Wirbelsäule sein.
- Halten Sie den Rücken unter Anspannung Ihrer Körpermitte während der ganzen Übung fest an der Wand; aber drücken Sie ihn nicht dagegen.
- Beim Kreisen sollten Ihre Arme seitlich noch im Blickfeld sein.

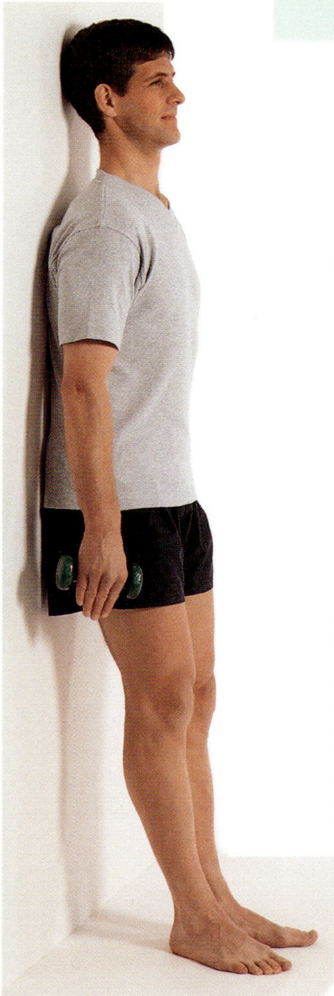

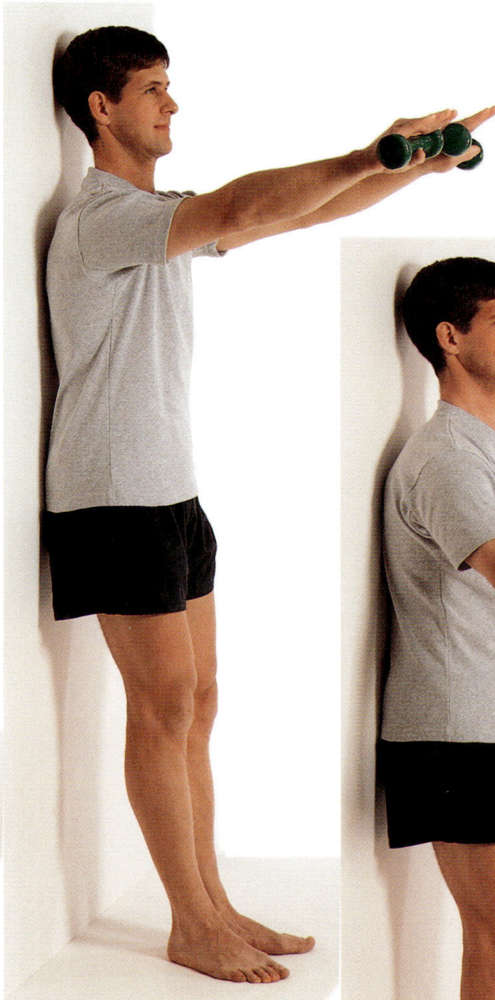

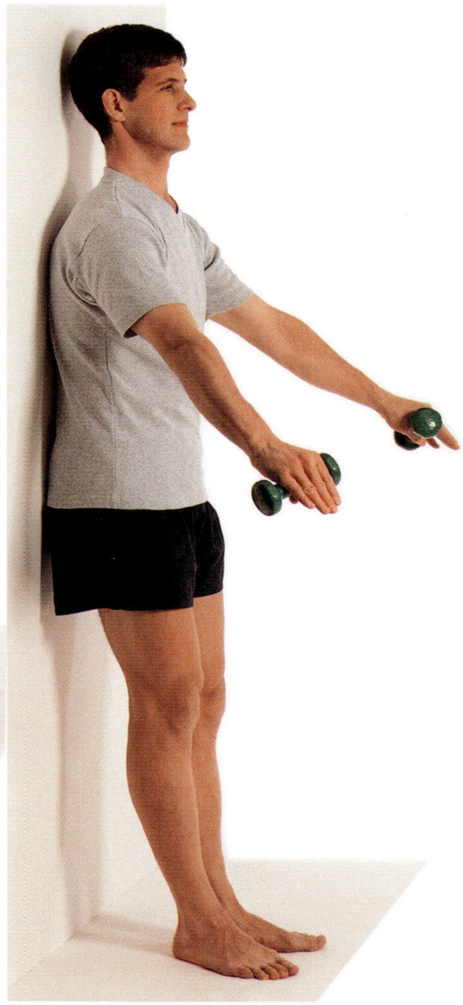

1 Sie stehen aufrecht mit dem Rücken zur Wand; die Arme hängen seitlich herunter. Schieben Sie die Füße etwa 20 cm von der Wand weg in die Pilates-Haltung. Ziehen Sie den Nabel ein und schauen Sie nach vorn. Dehnen Sie die Wirbelsäule so, daß Ihr Steißbein sich nicht nach vorn schiebt.

2 Atmen Sie ein und heben Sie die Arme auf Augenhöhe. Beim Ausatmen lassen Sie sie auswärts und dann nach unten kreisen und bringen sie wieder in die Startposition.
5mal wiederholen.

3 Kehren Sie die Kreisbewegung um, indem Sie Ihre Arme beim Einatmen nach außen strecken, dann auf Augenhöhe bringen und beim Ausatmen in die Startposition zurückkehren.
5mal wiederholen.

Abrutschen an der Wand

Bei dieser Übung, die Ihre Beine stärkt, kommt es auf die korrekte Ausrichtung von Hüften, Knien und Füßen an.

Ziel

- Ihre Wirbelsäule bleibt unter Anspannung Ihres ›Powerhouse‹ von oben bis unten fest an der Wand, während Sie sich langsam und kontrolliert bewegen.

Beachten Sie

- Sie sollten jeden einzelnen Wirbel Ihres Rückens an der Wand spüren.
- Schieben Sie die Knie beim Abrutschen nicht weiter vor als bis auf Zehenhöhe.
- Ihr Gewicht sollte gleichmäßig auf beide Körperhälften verteilt sein. Knie und Füße befinden sich in einer Achse.

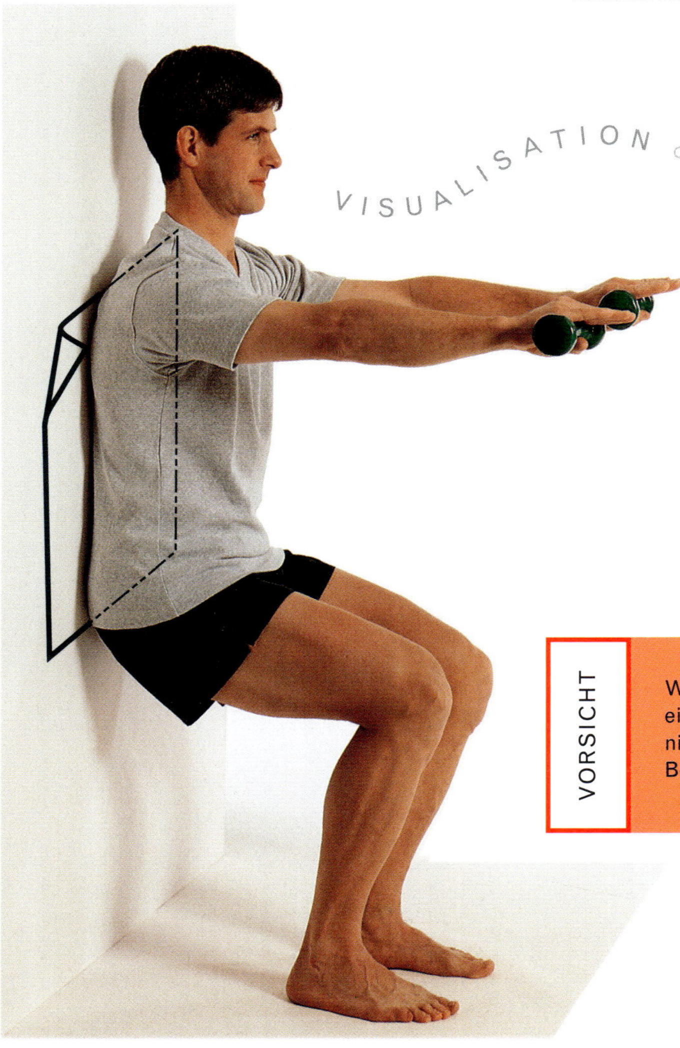

VISUALISATION

Sie klemmen ein Blatt Papier zwischen Rücken und Wand.

VORSICHT

Wenn Sie Knieprobleme haben, eignet sich diese Übung vielleicht nicht für Sie. Bei Schmerzen oder Beschwerden lassen Sie sie weg.

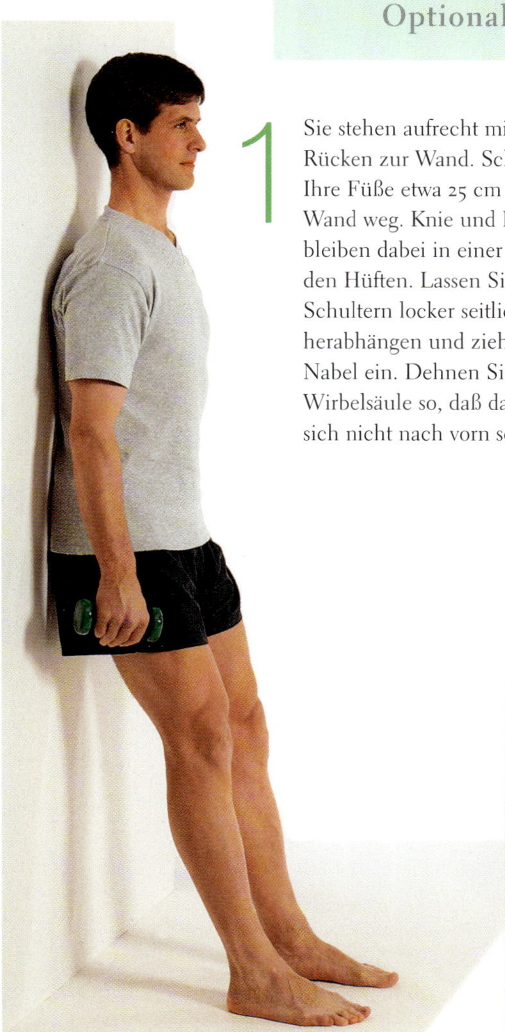

1 Sie stehen aufrecht mit dem Rücken zur Wand. Schieben Sie Ihre Füße etwa 25 cm von der Wand weg. Knie und Füße bleiben dabei in einer Linie mit den Hüften. Lassen Sie Arme und Schultern locker seitlich herabhängen und ziehen Sie den Nabel ein. Dehnen Sie Ihre Wirbelsäule so, daß das Steißbein sich nicht nach vorn schiebt.

2 Atmen Sie ein und lassen Sie Ihren Rücken an der Wand heruntergleiten, während Sie die Beine beugen, bis die Oberschenkel einen Winkel von 90° zur Wand bilden. Heben Sie die Arme dabei auf Schulterhöhe. Bleiben Sie so lange in dieser Position, wie es bequem für Sie ist, und halten Sie dabei den Atem an. Beim Ausatmen rutschen Sie nach oben und lassen die Arme dann an der Seite herabsinken.
3mal wiederholen.

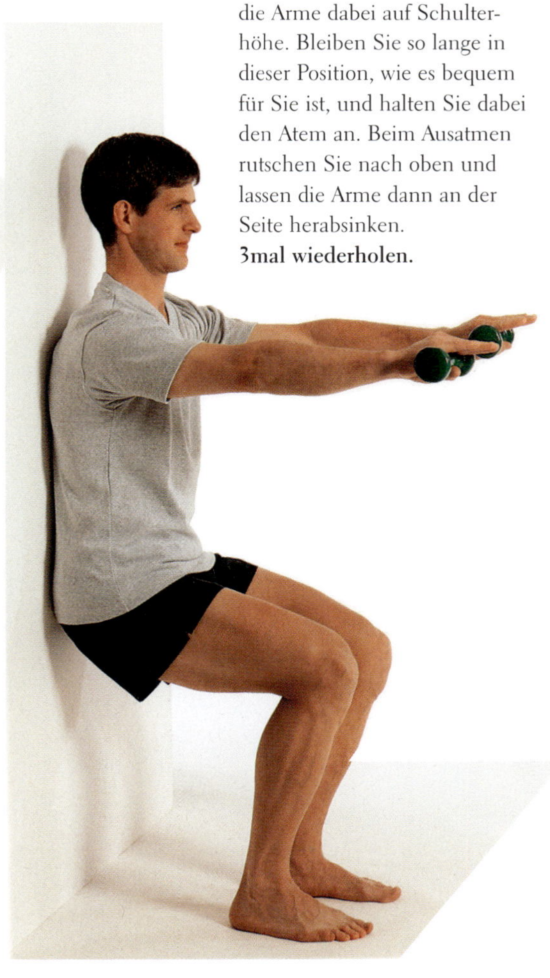

VARIANTE FÜR FORTGESCHRITTENE

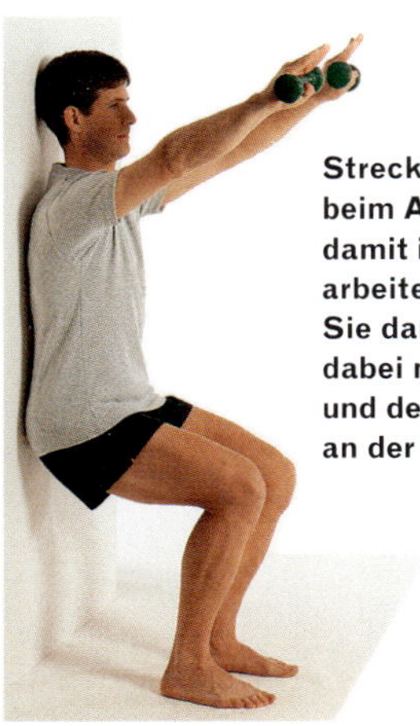

Strecken Sie die Arme beim Abrutschen hoch, damit ihre Muskeln mehr arbeiten müssen. Achten Sie darauf, die Schultern dabei nicht hochzuziehen und den Rücken flach an der Wand zu halten.

Abrollen gegen die Wand

Diese Übung ist empfehlenswert, wenn Sie sich für ein paar Minuten dehnen und entspannen möchten. Wenn Sie sie regelmäßig praktizieren, trägt sie dazu bei, kleinere Unausgewogenheiten in Ihrer Wirbelsäule zu korrigieren. Sollten Sie einen steifen Rücken haben, können Sie die Übung mit Hanteln machen, um Wirbelsäule und Rückenmuskulatur noch mehr zu dehnen.

Ziel

- Wirbel für Wirbel an der Wand ab- und wieder aufzurollen und diese Bewegung mit Hilfe Ihrer Körpermitte zu steuern.

Beachten Sie

- Ihr Nabel bleibt während der ganzen Bewegung eingezogen.
- Achten Sie darauf, daß Ihr Gesäß beim Abrollen nicht an der Wand nach oben rutscht. Ihr Steißbein sollte stets die Wand berühren.
- Nehmen Sie sich Zeit, diese Übung kontrolliert und konzentriert auszuführen.

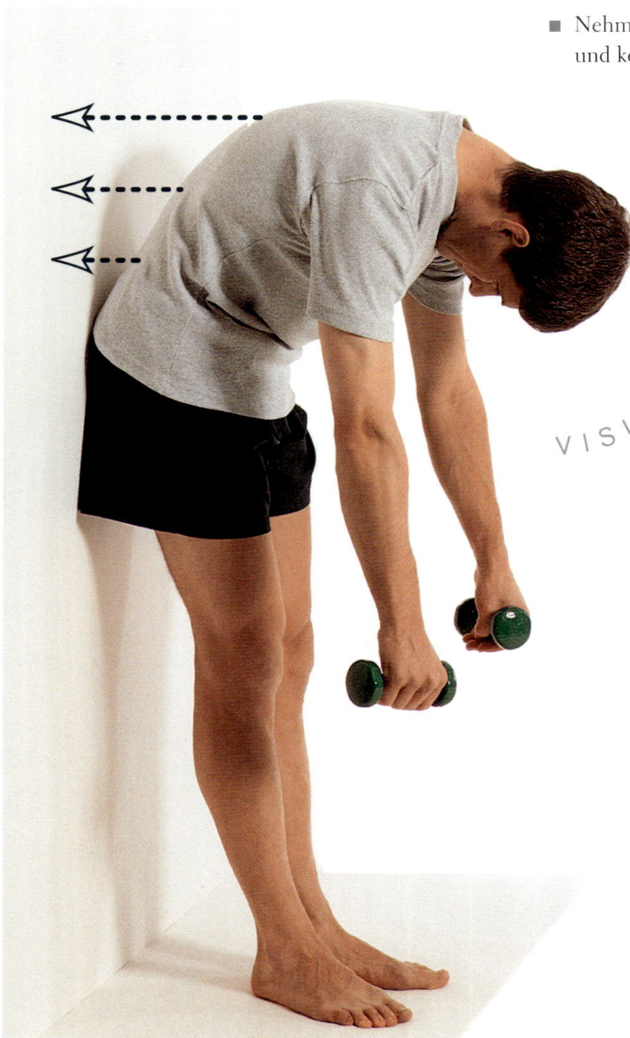

VISUALISATION

Ihre Wirbel stapeln sich beim Aufrollen übereinander und werden beim Abrollen einer nach dem anderen wieder von dem Stapel heruntergenommen.

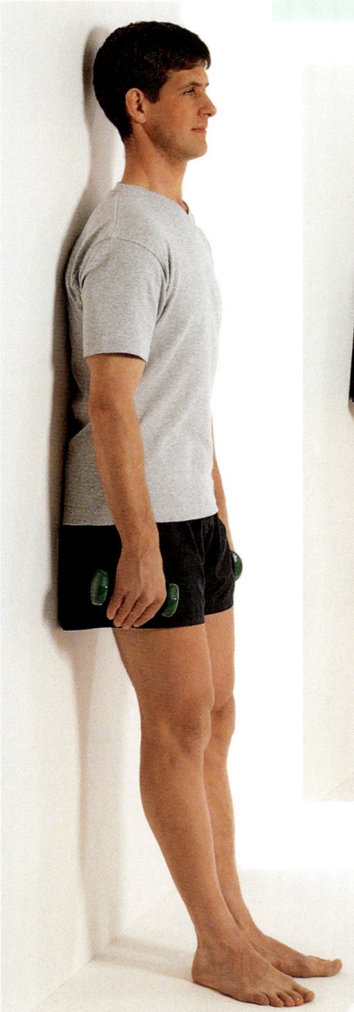

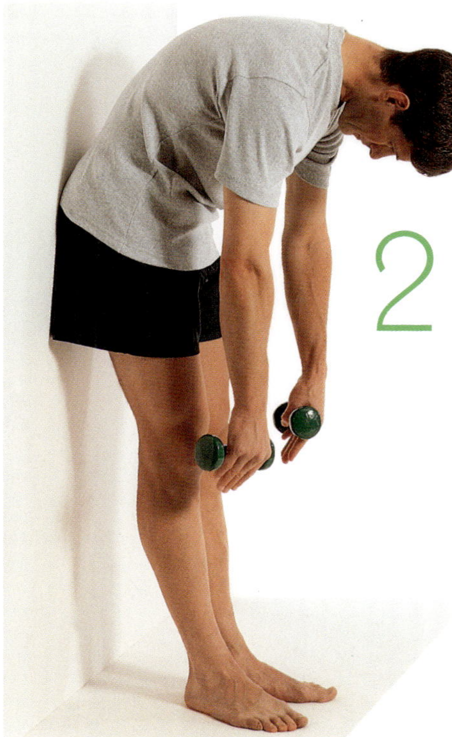

2 Drücken Sie das Kinn in Richtung Brust und atmen Sie ein, während Sie beginnen, sich Wirbel für Wirbel von der Wand abzurollen. Während des weiteren Abrollens atmen Sie wieder aus und achten dabei darauf, daß Steißbein und Gesäß an der Wand bleiben. Die Arme sollten locker und entspannt herabhängen.

1 Sie stehen mit dem Rücken zur Wand aufrecht da und schieben Ihre Füße ungefähr 20 cm von der Wand weg. Die Arme hängen locker seitlich herab. Ziehen Sie den Nabel kräftig ein und dehnen Sie die Wirbelsäule so, daß Ihr Steißbein sich nicht nach vorn schiebt.

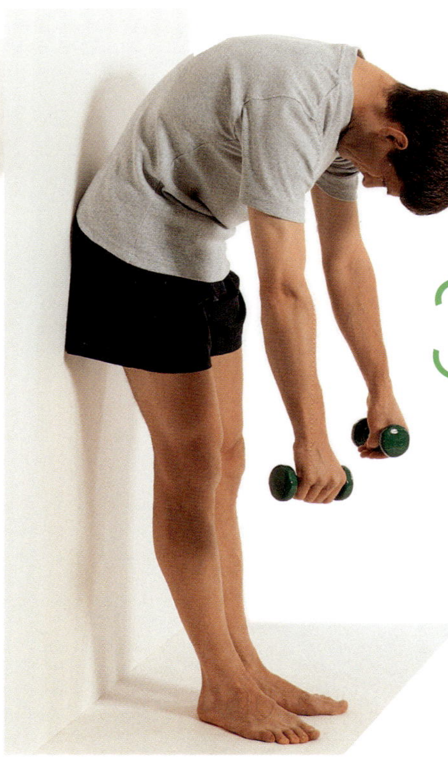

3 Atmen Sie tief durch, aber halten Sie Ihre Körpermitte angespannt, während Sie mit den Armen 3–5mal nach außen kreisen. Anschließend kreisen Sie 3–5mal nach innen. Dann rollen Sie sich Wirbel für Wirbel wieder hoch. Atmen Sie dabei zunächst ein; danach aus, bis Sie oben ankommen.
3mal wiederholen.

REGISTER

Pilates-Übungen sind fettgedruckt

DANKSAGUNGEN

Die Autorin bedankt sich bei Romana Kryzanowska vom Pilates-Studio in New York und ganz besonders bei Cynthia Lochard für ihr großes Engagement als Lehrerin der Pilates-Methode. Danke auch an Michael Hepker und Patrick W. Moore für ihre Beratung und an Amanda Courtney-Davies und Rupert Rothmayr dafür, daß sie für die Fotos Modell gestanden haben.

NÜTZLICHE ADRESSEN

Nähere Informationen über Pilates-Kurse und Bezugsquellen für Pilates-Matten finden Sie beispielsweise unter **www.contrology.de** oder **www.pilatespolestar.de.**

Nähere Angaben über das Pilates-Studio in New York finden Sie unter **www.pilates-studio.com.**